黄帝内经说什么系列

徐文兵 梁冬对话

黄帝内经
灵枢·通天

徐文兵 梁冬/著

江西科学技术出版社

2020年·南昌

成为一个贵生、贵和、
贵有自知之明的阴阳和平之人

十二年前，梁冬邀请我对话《黄帝内经》，当年 12 月 6 日周六晚上在《中国之声》首播，持续了一年多，一共讲了五篇经文——《上古天真》《四气调神》《金匮真言》《异法方宜》和《天年》。当时造成了很大的轰动和影响，累计听众超过数百万人。

十二年过去了，这档节目继续在互联网上传播、发酵，仅从几大平台的下载收听量统计来看，这档节目影响了数亿人，听众遍布全球。

我们的对话经过编辑、整理，一套五本六册，总销量超过百万册，这档节目有着大量的粉丝和拥趸，也确实为传播正确的中医价值和理念起到了积极的推动作用。

借着对话的影响力，我在 2009 年招收了第一期厚朴中医三年制临床班学员，按照国家倡导的中医师承教育模式培养中医人才。迄今已毕业六期学员，共 344 名，其中 64 名获得了执业医师资格，预计到明年年底会突破 120 人。"厚朴中医"也从一家小研究所发展为有三家中医诊所、两家健康管理中心和一家海外（日本）疗养培训中心的中医集团。

由厚朴毕业生主持的培训项目——修习营（1 到 5 天培训）培训学员超过六千人次，健康营（9 天集训）培训学员超过两千人次，参加厚朴网络学习的筑基班在读人数超过两万人。

岁月不饶人，我们也从未辜负岁月。事实证明，十二年前的宣讲是应运而生，之后的暂停也是顺势而为。我们需要沉淀、积累，需要等待另一个时机。

梁冬也一直在忙碌，除了操持正安医馆和正安文化以外，他还在办自己的私塾，讲《庄子》《论语》……相比十二年前，他同样有了更深的积淀和升华。

这次我们坐到一起继续对话《黄帝内经》，还是以往的风格，不扭曲不变形，不装不作。梁爷不再扮演中医小白的角色，不再装傻替大家设计提问。对话中的质疑、求证更多，交谈的层次更高了点儿，内容也更深邃了一些。

十二年过去了，我引以为傲的是十二年前我讲的东西没有错误，经得起时间和实践的检验，毕竟这是老祖宗经过数千年验证的东西。

习近平总书记不止一次说过，中医药是打开中华文明宝库的钥匙。中央政治局集体学习考古学，也给了我们一个积极的信号——恢复"四个自信"，特别是文化自信，是事关民族大义的前提。

相信梁冬和我所做之事，必定无愧于自己的祖先，也必将造福中华儿女。

希望本书的发行，能给国人一个新的机会，知己知彼，成为一个贵生、贵和、贵有自知之明的阴阳和平之人。

感谢梁冬，感谢紫图图书的万夏和马松兄。

2020 年 12 月 23 日星期三

于北京

君子不迫切——"生活本身就是生活，而不是为生活做准备"

时间如此之快。

十二年前，我和徐文兵老师一起学习《黄帝内经》。坦白地说，自从录完节目后，我很少听，因为我不敢听。偶尔听到当时小梁和徐老师在对话中呈现出的那种天真无畏，乃至某种程度上的迫切感、兴奋感，虽然可能会很愉快，但总有一些违和感和不自在。

而这一次，十二年后，我和徐老师重新坐在了话筒边，再次录《黄帝内经·灵枢·通天》的时候，我认真听了一集。我承认，这十二年来小梁在中医的浸润之下有了一点点的变化，我也看到了徐老师的进一步变化，徐老师从一名读书人，进而成为一名有成就的导师。很感谢徐老师这些年来在我心中播下的种子，也感谢徐老师为中国文化、中医文化的传播播下了种子。

《通天》讲述了世上的五种人：太阴之人、少阴之人、太阳之人、少阳之人、阴阳和平之人，每种人都对应着不同的生命状态与格局。

《论语》里说，君子不迫切。意思是，当一个人对一件事慢慢地了解了、认同了，知道了它的种种，会变得更宽容。甚至当一个人知道自己可以做到什么样子的时候，就会张弛有度地平缓下来。

原来，一个中正、平和、不迫切的人才是我们每个人可以修行的方向。

每个人都带着自己先天的禀赋来到这个世界，性格差异很大。但无论是什么样的偏性，终究我们后天要做一些什么，我们的内心应该有一个方向——我们可以成为一个更加温和而坚定的人。

温和的坚定，背后代表着你可以更宏观地看待问题，可以更微观地体验生命状态，可以站在局外，随时投身局内。你知道如果别人不了解你，是因为他的格局、生命状态处在他应有的样子，他有他的无奈、局限，你也有自己的种种。

但是，尽管你了解自己的局限性，你仍然在心里面有一种永远都不会扑灭的平和的阳气，那种做不到但坚信自己可以在变好的过程中不着急、不放弃、不生气，也不哭泣的生命状态，原来是每个人都可以借由觉醒、观察、体验、砥砺自身而达成的。

某种程度上来说，阴阳和平之人是中国式美学和中国式生活精神的典型状态，它符合中道。所以，它的美拥有一种可持续性。

经典本身就是经典，读经典本身就是意义。就像我特别喜欢的一句话："生活本身就是生活，而不是为生活做准备。"

如果有机会，希望每位朋友都可以经常诵读《通天》。读着读着，你就会发现自己对别人有了更多的宽容，对自己有了更多的期待，同时也让整个生命状态有了更多的沉淀。在这个过程中，看见自己的内在不迫切的样子，恭喜你，没有白白来到中国，没有白白来到这个时代。希望每位同学都能健康。

在这十二年里，几乎每个月乃至每周都有人跟我分享他们学习《黄帝内经》的心得。我与团队也创办了正安医馆、正安文化、正安电商、答摩、自在睡觉、太安私塾、生命通识学院等机构平台，出品了《冬吴相对论》《生命·觉者》《梁注庄子》《梁注论语》《梁品》等音频、视频节目，借由这些访谈，开拓更多的生命维度，为传播中国传统文化、中医文化尽绵薄之力。

一路走来，更是得到徐文兵老师及很多老师的鼓励与加持，小梁对此心怀感恩。世界如此辽阔，我们在十二年前做的事对自己来说如此有意义，我感到很幸运。

再次感谢徐文兵老师，感谢紫图的马松老师。是马松老师这么多年来一直推动着《黄帝内经》这套丛书的出版、传播，从而让更多的朋友了解到《黄帝内经》。

谢谢所有爱生命的人。爱生命的人，生命才会爱你。谢谢。

梁冬

庚子年冬

目录

阴阳和平之人，见人说人话，见鬼说鬼话
每个人表现出的一面，可能都跟他的真实情况不一样

2. "居处安静"

安和静是一种健康的状态 / 133

阴阳和平之人的居处无论在哪儿，他都能做到安
"怕处有鬼，咬处有嘴"，要想治本，必须消除内心
骚扰自己的频率
好的夫妻关系像空气，你需要它，但感觉不到它的存在
静不下来，本身就是身心不健康的一种表现
自在有一个特点——生无病苦
该吃的苦还是要吃

3. "无为惧惧，无为欣欣"

"无为"不是指什么都不做 / 146

如何做一个内心没有任何恐惧的人
很多人经历过"惧惧"后，会留下病根或阴影
心怀怨恨的人，首先活不长，其次生活质量不高

4. "婉然从物，或与不争"

阴阳和平之人没有棱角，会把蛋糕越做越大 / 153

"舍己从人"是一种做人的状态
小人的特点就是把你变得更 low；贵人的特点就是会发现你
潜在的价值，发现你可贵的地方
如果你把竞争对手灭掉了，你也活不长

5. "与时变化"

在变的过程中找到让自己最舒服的状态 / 159

时变了，我也要跟着变
"药补不如人补"

7

太阳之人的阴本来就少，更不能被伤害

调治太阳之人最好的方法就是用针刺

2."阳重脱者易狂，阴阳皆脱者，暴死不知人也"

一个人蔫了叫"没气了"，一个人丧失了意识，就叫"脱神了" / 198

"不能把人治得病没了，人也没了"

第十二章
少阳之人如何调治 / 201

1."少阳之人，多阳少阴，经小而络大"

少阳之人的血液回流不是很好 / 203

2."血在中而气外"

所有的生理性疾病都有心理基础 / 205

少阳之人所有的敏感、刺激都在表面上，很容易过敏

3."实阴而虚阳，独泻其络脉则强，气脱而疾"

"家中有贤，老公自然就归家了" / 208

在滋阴的时候，要精确定位病人五脏中的哪个地方缺阴

通过刮痧，让病人表面上的邪气脱得最快

4."中气不足，病不起也"

少阳之人不当治疗后，容易虚弱得起不来床 / 213

第十三章

阴阳和平之人如何调治 / 215

第十四章

通过中医或道家的角度去观察人、了解人，
在与人相处的过程取得共赢 / 223

《黄帝内经·灵枢》
通天第七十二

　　黄帝问于少师曰：余尝闻人有阴阳，何谓阴人，何谓阳人？少师曰：天地之间，六合之内，不离于五，人亦应之，非徒一阴一阳而已也，而略言耳，口弗能遍明也。黄帝曰：愿略闻其意，有贤人圣人，心能备而行之乎？少师曰：盖有太阴之人，少阴之人，太阳之人，少阳之人，阴阳和平之人。凡五人者，其态不同，其筋骨气血各不等。黄帝曰：其不等者，可得闻乎？少师曰：太阴之人，贪而不仁，下齐湛湛，好内而恶出，心和而不发，不务于时，动而后之，此太阴之人也。少阴之人，小贪而贼心，见人有亡，常若有得，好伤好害，见人有荣，乃反愠怒，心疾而无恩，此少阴之人也。太阳之人，居处于于，好言大事，无能而虚说，志发于四野，举措不顾是非，为事如常自用，事虽败而常无悔，此太阳之人也。少阳之人，諟谛好自贵，有小小官，则高自宜，好为外交而不内附，此少阳之人也。阴阳和平之人，居处安静，无为惧惧，无为欣欣，婉然从物，或与不争，与时变化，尊则谦谦，谭而不治，是谓至治。古之善用针艾者，视人五态乃治之，盛者泻之，虚者补之。

　　黄帝曰：治人之五态奈何？少师曰：太阴之人，多阴而无阳，其阴血浊，其卫气涩，阴阳不和，缓筋而厚皮，不之疾泻，不能移之。少阴之人，多阴少阳，小胃而大肠，六腑不调，其阳明脉小而太阳脉大，必审调之，其血易脱，其气易败也。太阳之人，多阳而少阴，必谨调之，无脱其阴，而泻其阳，阳重脱者易狂，阴阳皆脱者，暴死不知人也。少阳之人，多阳少阴，经小而络大，血在中而气外，实阴而虚阳，独泻其络脉则强，气脱而疾，中气不足，病不起也。阴阳和平之人，其阴阳之气和，血脉调，谨诊其阴阳，视其邪正，安容仪，审有余不足，盛则泻之，虚则补之，不盛不虚，以经取之。此所以调阴阳，别五态之人者也。

黄帝曰：夫五态之人者，相与毋故，卒然新会，未知其行也，何以别之？少师答曰：众人之属，不如五态之人者，故五五二十五人，而五态之人不与焉。五态之人，尤不合于众者也。黄帝曰：别五态之人奈何？少师曰：太阴之人，其状黮黮然黑色，念然下意，临临然长大，腘然未偻，此太阴之人也。少阴之人，其状清然窃然，固以阴贼，立而躁崄，行而似伏，此少阴之人也。太阳之人，其状轩轩储储，反身折腘，此太阳之人也。少阳之人，其状立则好仰，行则好摇，其两臂两肘则常出于背，此少阳之人也。阴阳和平之人，其状委委然，随随然，颙颙然，愉愉然，暶暶然，豆豆然，众人皆曰君子，此阴阳和平之人也。

第一章
《黄帝内经》对人最大的影响，不是治好了什么病，而是重塑了三观

我说过一句话："反中医是学术自由，但黑中医就是道德败坏。"我觉得，有可能的一种情况就是对中医抱有怀疑态度，甚至反对态度的人，往往能学好中医，因为他是理性的。

1. 两千年前《黄帝内经》对人的观察、对人性的描述，到现在一点儿都不过时

时间不饶人，一切都在变，唯独对生命的热爱不变

梁冬：熟悉的配方，熟悉的味道，今天，十二年之约，我和徐老师又回到了《黄帝内经》的旁边。

十二年前讲《黄帝内经》的时候，没有想过它会产生这样的影响。当时我的想法就是免费上课，徐老师就是找一个不讨厌的人聊会儿天。结果，我们在中央人民广播电台讲《黄帝内经》，讲了有一年多的时间。有一段时间，我们几乎都"霸屏"了，整个周末都是我们的声音。后来拜互联网所赐，音频发出去后，大家就互相分享。每隔几天，就会有一个朋友问我："你能不能帮我约徐老师看个病？"十二年后的今天，我终于又有机会请徐老师到小梁的书房，继续学习《黄帝内经》。

以前，我不太有时空的观念，觉得当下录完就好了，反正声音会保留下来。但现在看来，对比一下当年和现在的照片，我从一个虎头虎脑的少年，变成比当年的徐老师还要年长的中年人。当我意识到，现在的我已经比当年的徐老师大

5

的时候，不自觉产生了一种很复杂的情绪。

徐文兵：人比人气死人，看鸭子浮水淹死人，人跟人没有可比性。确切地说，再度对话《黄帝内经》，距我们最开始讲《黄帝内经》已经有十二年了。我是悲观主义者，啥事容易先从坏处想，回顾这十二年，其实咱俩的变化都挺大。

我的第一个感慨就是，我们还活着。

很多人可能会说："你怎么这么阴暗？"其实，仔细想想，这十二年间很多人都故去了。有的人是寿终正寝，尽其天年，比如你的师傅邓老（邓铁涛老先生），享年 104 岁；还有咱们一起磕头的张至顺老道长，也是享年 104 岁，这些人都是修行很高的人。

但是你看，有些人到中年就"没"了。《黄帝内经》开头就在说，"上古之人，春秋皆度百岁，而动作不衰"，现在的人，"年半百而动作皆衰"。对此，我们可能会觉得不可思议，其实很多人到了中年就过不去这个坎儿，猝死了。

梁冬：十二年前，微信还没出现，苹果推出第一代 iPhone。五年前，才有了移动支付、直播和"今日头条""抖音"，中间还有"滴滴打车""美团外卖"等。如果我们不细数，这十二年恍如昨日，你把它拉出来看，是足以写入世界史的——这十二年的变化是每年都出现巨变。

徐文兵：但有一点没变。

梁冬：就是大家对生命的热爱。

徐文兵：十二年前我们讲《黄帝内经》，十二年后再来看，当时我们没有说错话。为什么？因为有些东西在当时很时髦，但过了一两年人们就发现不对了。比如有人最开始说胆固醇不好，不能吃鸡蛋黄，然后大家都不吃；过了七八年后，人们又说胆固醇是好的。再比如，有一种感冒药号称早一粒、晚一粒就能退烧，后来发现里面的成分容易导致白血病，然后赶紧换广告声明不含 PPA……这也就是几年的事。

这十二年里，我们之前在节目里讲的内容没有变。我说了"四大不能吃"，说了要顺应昼夜节奏的变化去养生（2019年的诺贝尔生理学奖得主就提倡要早点儿睡觉）……我们的自信来源于两千年前《黄帝内经》对人的观察、对人性的描述，因此一点儿都不过时。

梁冬：贝佐斯说过一句话，现在人们太多地关心变化的东西。其实，制定战略或做任何决策，还是要关注不变的东西。很多人不理解为什么像贵州茅台、海天味业这类做酒、做酱油的公司，变成了 A 股的主流，甚至很多人对此持否定态度。我反而认为，这代表了某种价值取向，就是说它的确是好东西。今天你认为酒和酱油是好东西，大概率事件，十年之后，你仍然需要它。因此，它们的股价反映了人们对确定性的渴求，我们称之为确定性溢价。

反中医是学术自由，但黑中医就是道德败坏

徐文兵：这十二年来，感谢梁冬提供机会，感谢中央人民广播电台，传播效果真是惊人。

十二年间，发生的事有很多，我讲几件对我影响比较大的事。

第一件事，我找到了我的恩师周稔丰先生。周稔丰先生是我的救命恩人，也是领我入中医门的人。

小时候，我妈对我做的是启蒙教育；上大学时，我拜裴永清教授为师，接受了正规的系统教育；可是真正让我明白中医是怎么回事的，是周稔丰先生。

我们的自信来源于两千年前《黄帝内经》对人的观察、对人性的描述，因此一点儿都不过时。

现在人们太多地关心变化的东西。其实，制定战略或做任何决策，还是要关注不变的东西。

小时候，我妈对我做的是启蒙教育；上大学时，我拜裴永清教授为师，接受了正规的系统教育；可是真正让我明白中医是怎么回事的，是周稔丰先生。

我们当时做节目的时候，我以为周老在美国，还让美国的朋友去找他，但是没找到。

结果节目播出后，有一天，周老的儿媳妇去天津的煤气公司交煤气费，收费员指着"稔"字说："这个字怎么念？niǎn 吗？"

周老的儿媳妇说："周稔 (rěn) 丰。"

收费员说："周稔丰不就是徐文兵的老师吗？"

周老的儿媳妇说："徐文兵是谁？"

收费员说："你没听《中国之声》吗？里面有个徐文兵讲他的救命恩人叫周稔丰，说是天津中医学院的……"这一下就对上了。

周老的儿媳妇就跑回家跟周老说："您是不是教过一个叫徐文兵的学生？"

周老说："是啊，我教过，他怎么了？"

周老的儿媳妇说："他现在出名了，在中央台谈到了您呢。"

周老说："他混得好那就算了，如果他混得不好，还可以过来继续找我。"

周老病危过几次，我用周老教我的方法，"以其人之道，还治其人之身"，把周老的病调过来了，你说这是一件多么美丽的事。

然后我就把周老找到了，到天津去看他。我还带着麻爷一起去过。周老病危过几次，我用周老教我的方法——"以其人之道，还治其人之身"，把周老的病调过来了，你说这是一件多么美丽的事。如果没有这档节目，我便会认为周老还在美国。

通过这档节目，我们认识了很多中医界的同行、高人，最重要的是，我们结识了三申道长。

第二件事，通过这档节目，我们认识了很多中医界的同行、高人，最重要的是，我们结识了三申道长。我记得当时咱们一起去的白云观，陪着老道长参观，里面有位出诊大夫就是三申道长。咱俩当时说探讨探讨，挂个他的号，三申道长说："挂不上，要提前预约。"然后油麻菜就在旁边咧着嘴笑："都说挂不上你的号，你也有今天，挂不上别人的号。"

2008年，三申道长公布了道家秘传的《玄隐遗密》。当时互联网已经很发达了，但我不知道，直到2012年，一位朋友告诉了我这件事。

拿到那本书后，我一下就被震撼了。我一直在研究《黄帝内经》，我觉得《汉书·艺文志》里记载的《黄帝内经》十八卷、《黄帝外经》三十七卷失传了，结果拿到三申道长的书以后，等于我得到了失传了两千多年的《黄帝内经》。

这些年，我就在逐字逐句地读这本书，我用毛笔小楷字把三十万字的《玄隐遗密》抄了一遍。我说这辈子有事干了，如果我能把中医的经典学习进去，然后再进行传播，这辈子就非常值得了。

以上两件事，是这十二年对我影响最大的事。

梁冬：其实，每个人都可以把这十年作为一只回忆的锚。什么时候接触这档节目的？什么时候听的？在什么状态下听的？等等，都变成了各位的一个回忆。另外，在这一刹那，我才意识到一件事——我说话的速度变慢了。

徐文兵：我刚才的感慨，一是我们还活着，二是这十二年，你经历了很多事，拜访过很多高人，你还能信中医，这不容易。

梁冬：这就像我们认识一个人，后来了解了他的很多缺点，但你仍然愿意和他在一起，那就真的能在一起了。

徐文兵：不是那种冲动的喜欢。因为一些人对中医的态度有"路转粉"的，有"粉转黑"的，这些变化都很快。而且往往"粉转黑的，比黑的还黑"，这些粉丝原来对你抱有很大希望，突然发现你不是这么回事，然后他们就开始抨击。

以我的个人经历来讲，我从小受我妈的启蒙，背《汤头

2008年，三申道长公布了道家秘传的《玄隐遗密》。

我一直在研究《黄帝内经》，我觉得《汉书·艺文志》里记载的《黄帝内经》十八卷、《黄帝外经》三十七卷失传了，结果拿到三申道长的书以后，等于我得到了失传了两千多年的《黄帝内经》。

歌》《濒湖脉学》，上了大学后接受了六年的正规教育。即使这样，我对中医也怀着深深的怀疑态度。在我碰到周稔丰老师之前，我知道他能看病，也有效，但我解释不了为什么。因此，现在大家对中医抱有怀疑的态度，甚至有点儿敌意，我觉得都很正常。我说过一句话："反中医是学术自由，但黑中医就是道德败坏。"我觉得，有可能的一种情况就是对中医抱有怀疑态度，甚至反对态度的人，往往能学好中医，因为他是理性的。

我就怕那种狂热粉，爱起来不要命，"黑"起来也不要命。因此，十二年后的今天咱俩还能坐下来，心平气和地谈中医，而且你也从小梁哥变成小梁爷，从一个虎头虎脑的火性变得平和且不油腻，这也是很大的进步。

梁冬：学中医最好的方法还是要用，当你在学、在临床，有失败也有成功的经历，甚至把自己的身体作为一个随身携带的实验室，自己在自己的身上去调的时候，会有很深的感触——有时候看见一些80后的人都比我油腻，我不禁心生同情。

2. 学中医，要上知天文，下知地理，中知人情和人事

梁冬：今天我们能再续前缘，是因为有一天我去日本，跟徐老师聊天。徐老师在日本有一个学堂，在一条小溪边。那个学堂真的是让人心向往之，徐老师现在的状态，也让我甚是羡慕。而且我以前不知道徐老师有多厉害，现在知道了，还是希望有机会向徐老师请教。

徐文兵：其实，十二年前我们讲《黄帝内经》的时候，我做了一个规划，就是《灵枢》和《素问》的一百六十篇怎么讲。当时，我们先讲了《上古天真论》，然后讲了《四气调神》《异法方宜》《金匮真言》《天年》，这是按照培养中医的顺序来讲的。

要树立三观，三观要正。

三观就是世界观、人生观和价值观。比如，《上古天真论》讲的是时空，其实就是告诉你，中国古代贵族的世界观是什么。

世界观——时空观

徐文兵："世"是三十年，"界"是地界，是一个时空的概念。

其实我们讲宇宙，"宇"是空间概念，"宙"是时间概念。

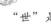
三观就是世界观、人生观和价值观。比如，《上古天真论》讲的是时空，其实就是告诉你，中国古代贵族的世界观是什么。

"世"是三十年，"界"是地界，是一个时空的概念。

中国哲学很高级，任何事都要讲时空。

现在很多人看病，就被当成动物或机器。我们从来不这么认为，我们看人，是看他在什么样的时空下生病的。

我们认为人是天地的产物，受天地的影响。在这方面，《上古天真论》帮我们树立了一个时空观。

另外，伏羲传承下来的先天八卦和后天八卦，也是一个时空对应观——天下和地上要对应起来，时间和空间要有联系，也就是说："近水楼台先得月，向阳花木易为春。"长在东边、南边的花木，就容易先开花、长叶，因为它所在的位置接收了天的能量。东、南、西、北代表不同的能量，其实是把天地和时空联系起来了，这叫世界观。

人生观——做人要做什么样的人

徐文兵：第二是人生观，我们讲真至圣贤，要做这样的人，而不是让你学成功学，要挣多少钱、有多少粉丝、住多大房子……这太低级了。

价值观——贵生

徐文兵：第三是价值观，我反复强调要贵生，这是其中的第一个观点。

然后我们讲了《四气调神》，就是讲昼夜、四季对你的影响。

现在不少人很反感中医，就说你们为什么总讲阴阳。我们为什么不讲阴阳？太阳的变化对我们有影响，昼夜对我们有影响，四季对我们有影响……我们为什么不研究阴阳？

我们认为人是天地的产物，受天地的影响。在这方面，《上古天真论》帮我们树立了一个时空观。

我们讲真至圣贤，要做这样的人，而不是让你学成功学，要挣多少钱、有多少粉丝、住多大房子……这太低级了。

现在不少人很反感中医，就说你们为什么总讲阴阳。我们为什么不讲阴阳？太阳的变化对我们有影响，昼夜对我们有影响，四季对我们有影响……我们为什么不研究阴阳？

学中医，要上知天文，下知地理，中知人情和人事。结果，我们讲到《天年》的时候，就戛然而止了。其实，在这时戛然而止，我觉得也对，应该有个时间，让大家把这些东西消化一下。因为学完《黄帝内经》，对人最大的影响，不是帮他们治好了什么病，而是重塑了三观。

十二年前我们有一个想法，就是想把《黄帝内经·灵枢·阴阳二十五人》给大家讲一下。在《黄帝内经》第一季中，我们讲了天文、地理，那么第二季就讲人事和人情吧。

学中医，要上知天文，下知地理，中知人情和人事。

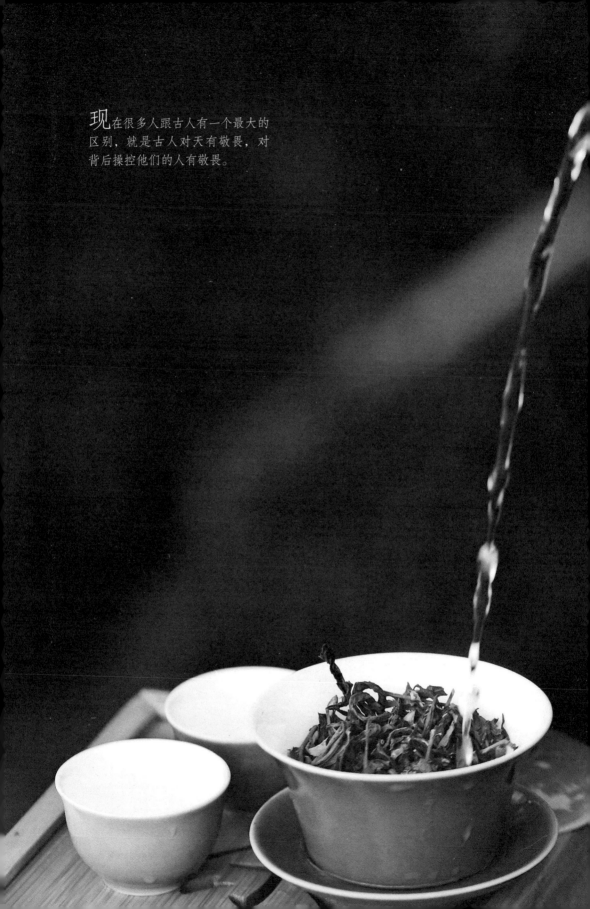

现在很多人跟古人有一个最大的
区别，就是古人对天有敬畏，对
背后操控他们的人有敬畏。

第二章
长大的过程也是"加载"的过程，
在差不多的时候，
要开始做"卸载"的功课

为什么十二年后我们要再讲《黄帝内经》？因为对天命，第一我们有敬畏，第二我们试着去感，而且不是觉，因为它无形无质甚至无相，只能用心去感它的存在，这种认识和现在很多人认为的"人定胜天"，完全是两个极端。

1. 我们的一切背后都有主宰

《灵枢·通天》是《灵枢·阴阳二十五人》的前传

徐文兵：本篇我们开始学习《黄帝内经·灵枢·通天》，这是《黄帝内经·灵枢·阴阳二十五人》的前传。

《黄帝内经·灵枢·阴阳二十五人》把人分成二十五种，分得比较细，但在它之前，还有一个粗线条的分法——《通天》把人分成五种，记载在《灵枢》中。《素问》的第三篇叫《生气通天》，而这篇叫《通天》，它们的意思是一样的。

为什么要营造一个这么宏大的氛围？因为格局小、视野窄、层次低的人，可能理解不了古人为什么要这么做。比如你找中医看病，他先说今年是什么年，然后说什么月、什么气，你就会觉得很奇怪，这些与自己生病有什么关系。其实是有关系的，只是你不知道而已。

中国古代道家或黄帝学派的人认为，我们渺小得像一粒灰尘，我们的一切背后都有主宰，而这个主宰就是天。

梁冬：关于主宰，人们有很多描述，有人说是天，有人说是道，有人说是算法，还有人说是宇宙。它叫什么名字？我想它可能是刻意要用不同的名字，来形成一种散点透视，因为一旦形成某个固定的名字之后，我们就容易产生一种具象的联想，反而远离了这件事。

徐文兵：老子在讲道的时候说："吾不知其名，强名曰道。"这句话的意思是，道这个东西是没法用语汇来称呼的，它是一种感，就像"爱你在心口难开"；如果你一定让我说"我爱你"，我不仅说着很费劲，而且说出来也很假。

我有个特点，不爱玩游戏，其实我以前玩过打坦克游戏，但打着打着就觉得不对，因为自己一紧张、兴奋，胃就不蠕动了，所以，我就放弃了这件影响我的事。很多人的游戏打得很好，但我在看他们打游戏的时候，突然有种感觉，游戏中开枪、扔手榴弹的人其实不是他，而是"键盘侠"（控制键盘、鼠标的人）。有时候我就想，我们在这里说话、办事，好像是我们在做，但好像又不是。

梁冬：之前我在参加腾讯开放大会时，就跟他们做游戏的总负责人聊天，我问他："你在想什么问题？"他说："现在游戏中的角色都是被操控的，表面上是玩家在玩，实际上他是被后面的人操控着玩。"

如果有一天，自己在玩游戏，旁边的人只是作为一个旁观者，或者只是设定了一个大概的游戏规则，又会怎么样？如果有一天，你在玩游戏的时候，你操控的战士突然转过来，对着屏幕说："你该去睡觉了，我自己玩。"你觉得这是一种什么感觉？你有没有一种想拔电源的冲动？

这十二年来，我常常在思考，可能有一部分人（也许是现在的一些人，比如玩游戏的人）会有这种感觉，也有可能在几千年前，某些修道的人，有一天他们突然产生了一种觉悟——有没有人在后面操控我？如果有，我怎么跟他对话？

你敬畏天命吗

徐文兵：在说《黄帝内经·灵枢·通天》之前，我们为

道这个东西是没法用语汇来称呼的，它是一种感，就像"爱你在心口难开"；如果你一定让我说"我爱你"，我不仅说着很费劲，而且说出来也很假。

"现在游戏中的角色都是被操控的，表面上是玩家在玩，实际上他是被后面的人操控着玩。"

什么要啰唆这么多呢？

因为现在很多人跟古人或古代的先哲有一个最大的区别，就是古人对天有敬畏，对背后操控他们的人有敬畏。

为什么十二年后我们要再讲《黄帝内经》？因为对天命，第一我们有敬畏，第二我们试着去感，而且不是觉，因为它无形无质甚至无相，只能用心去感它的存在，这种认识和现在很多人认为的"人定胜天"，完全是两个极端。而我们对话《黄帝内经》的目的之一，是想在这两拨人中间做一个沟通，让那些认为"人定胜天"的人，去试着理解我们这些敬畏天命的人，否则鸡一嘴、鸭一嘴，鸡同鸭讲，就是互相鄙视。

中医号称"饭桌上绝交话题"，因为有一个人说："你多蠢，还信中医。"而另一个人说："你多蠢，居然不信中医。"最后，这两个人达成的唯一共识就是——对方是傻×。

现在很多人跟古人或古代的先哲有一个最大的区别，就是古人对天有敬畏，对背后操控他们的人有敬畏。

2. 《生气通天》说什么：老天有变化，你们都要跟它变化；如果不跟它变化，你们就要灭亡

"通天"到底通的是时间，还是能量、节奏、方向

徐文兵：《黄帝内经·素问》的第三篇叫《生气通天》，讲的是地球上生长的动物、植物，以及其他各种有生命的东西，它们的各种气息、能量都跟天是相通的。换句话说，"老天一变脸，你们都不存在"，或是"老天有变化，你们都要跟它变化；如果不跟着它变化，你们就要灭亡"。这是《生气通天》强调的东西。而《黄帝内经·灵枢·通天》更细化了——你长什么样，有什么样的举止、行为，有什么样的情绪、情感，都是受天控制的。

梁冬：天代表的是时间吗？

徐文兵：还是那句话，参数太多。中医回答任何问题的答案都是不一定，就是因为参数太多。比如，小孩子在看电影的时候，他就说谁是好人，谁是坏人，而家长只能说这个人是好人，那个人是坏人。其实我们都知道，好人有时候也会干坏事，而坏人有时也会做好事。因此，就需要一种复杂的判断体系。

《黄帝内经·素问》的第三篇叫《生气通天》，讲的是地球上生长的动物、植物，以及其他各种有生命的东西，它们的各种气息、能量都跟天是相通的。

中医回答任何问题的答案都是不一定，就是因为参数太多。

"通天"到底通的是时间，还是能量、节奏、方向？其实，这些它都有，只不过需要一个人去综合，但有时人的逻辑思维不够用。

王东岳老师总批判西方的一种思维方法——逻辑强迫症，它有一个特点就是单线，也就是沿着因果一条线推出去。但问题是，影响我们生活的是多维度、多层次、多时空的东西，需要复杂的头脑去理解。

对"通天"的"天"的理解，我个人认为应该是透过本质看背后的能量驱动。比如，普通人怎么看两个人打架？

现在的拳击比赛，在赛前要称两个人的体重，如果体重差不多，就开始在拳台上打；如果他们的体重差太多，就不能比赛。

古人比武并不是这样的，他们不看体重。假如有强盗冲进了你家，而你说："你先称体重，然后我们再打。"这是不可能的。这种称体重的方法就是以形论人，也就是我肉眼看你有多强壮，再决定要不要跟你打架。但在生活中不是这样的，有的人虽然很重，但他很蠢笨；有的人虽然体重轻，但他很灵活。

《黄帝内经·灵枢·通天》这篇文章有一个目的，就是训练医生去观察人，最低级的观察人的方法，就是看人的体重、样貌，这叫看形。而透过他的形，看其背后的东西，就叫"通天"。

中医观察人的方法

徐文兵：我给"生气通天"定了一个反义词，叫"死尸入地"。

"通天"到底通的是时间，还是能量、节奏、方向？其实，这些它都有，只不过需要一个人去综合，但有时人的逻辑思维不够用。

《黄帝内经·灵枢·通天》这篇文章有一个目的，就是训练医生去观察人，最低级的观察人的方法，就是看人的体重、样貌，这叫看形。而透过他的形，看其背后的东西，就叫"通天"。

我们衡量一个人，绝对不能用形，因为你用形的方法研究一个人，就是研究死人。

"生气通天""死尸入地"就明确地告诉我们一件事：观察活人，绝对不能用静止的、对待"死尸的"、有形有质的方法去观察，而要看他背后的能量。

"天"，我们叫天道、地理。天道的背后是气在推动，而气的量有大有小；地理是能看见纹路，看见走向。

很多人认为，无论一个人的头脑多简单，只要他的"煤气罐"大，气的储量多，他就厉害；相反，如果他的"煤气罐"小，气的储量小，他就不厉害。其实不是这样的。

能量的控制和释放，叫节奏、法。一个小的"煤气罐"，如果我们把它用得合法、得法，它照样能创造出很大的价值，或者持续很长时间。

你的先天能量很足，如果突然炸掉了，带来的就是破坏。因此，一定要看人背后的能量，而且要看他能量释放的节奏和方向，这就是中医观察人的方法。

简单思维地看人，就很容易把形和用混在一起

梁冬：形用在什么地方呢？

徐文兵：比如读大学时，老师会处罚用违规电器的学生，而处罚依据是——我在你的房间搜出了电炉子，就说明你用了这个东西。但事实上，你可以跟他说："其实，我是把电炉子当作一件艺术品来欣赏的，我没用它。"

因此，简单思维地看人，就很容易把形和用混在一起。

有一个故事，讲的是刘备刚入蜀的时候，处于饥荒、没

"生气通天""死尸入地"就明确地告诉我们一件事：观察活人，绝对不能用静止的、对待"死尸的"、有形有质的方法去观察，而要看他背后的能量。

一定要看人背后的能量，而且要看他能量释放的节奏和方向，这就是中医观察人的方法。

有粮食的境地，于是他就下了一道命令："谁都不能酿酒，如果发现谁酿酒就处罚谁。"当时十斤粮食才能酿出一斤酒，所以酿酒就会浪费粮食。

刘备的本意是好的，但执行起来有难度，因为你必须抓住人们在酿酒，才能惩罚他。而下面的执行者容易走极端，他们贴出了一个告示："谁家有酿酒的东西，我就处罚谁。"也就是说，如果你有酿酒的东西，就代表你用了，这样导致的结果就是怨声载道，百姓都不服。

后来，一位大臣给刘备提意见特别讲究技巧。大臣和刘备在街上散步的时候，看见前面有一对男女在走路，大臣于是就跟刘备说："主公，那俩人在淫乱，赶紧把他们抓起来。"刘备就说："他们好好地在走路，哪里淫乱了？"大臣反驳说："他们有淫具，都带着家伙。"

因此，形和用是不一样的。你有那套东西，不见得你能把它用好；你有子宫，不见得你能怀孕；你有一个胃，不代表你能发挥它的作用——我们在临床上发现，很多人的胃是胃下垂或瀑布型胃、胃轻瘫。

千万不要认为学中医的人不懂解剖

徐文兵：千万不要认为学中医的人不懂解剖，我们对解剖学是有深入研究的。比如，历史上的纣王，是一个无道的昏君，但他其实是一个很厉害的人——他做过两件跟解剖有关的事。第一件事是，他的叔叔比干总是劝他节俭，如果纣王用的是象牙筷子，比干就说："你用了象牙筷子，必须用玉碗，因为普通的碗配不上象牙筷子；你用了玉碗，必须用红木桌子；你用了红木桌子，就得修建与它匹配的宫殿；

> 一位大臣给刘备提意见特别讲究技巧。大臣和刘备在街上散步的时候，看见前面有一对男女在走路，大臣于是就跟刘备说："主公，那俩人在淫乱，赶紧把他们抓起来。"刘备就说："他们好好地在走路，哪里淫乱了？"大臣反驳说："他们有淫具，都带着家伙。"

> 千万不要认为学中医的人不懂解剖，我们对解剖学是有深入研究的。

你的玉碗肯定不能放普通的食物，然后就大兴土木，祸害百姓……"

这一路推演下来，纣王就烦了。纣王认为正常人都有七窍，而比干比正常人多了一窍，于是他把比干杀了，并且把比干的心剖出来，看是不是比正常人多一窍。结果，发现比干患有一种先天性心脏病——房间隔缺损，就是比正常人多了一个窟窿。

第二件事是，有一年冬天，他在河南看见一个老人哆哩哆嗦地过一条结冰的河，而另外一个青壮年噌噌地很快就过去了。于是纣王说："为什么他们的差别这么大？我认为是因为年轻人的骨髓密，所以耐寒不怕冷；而老人的骨髓空了，所以他怕冷。"

当场他就把老人和青壮年叫了过来，砍下了他们的腿，然后对比他们的骨密度。那条河现在还在，叫折胫河（胫就是小腿骨）。这都是有关解剖的故事。

> 中国人意识到这些有形有质的肉体，包括固体、半固体、液体等背后的东西，这就是我们总结出来的"通天"，其实就是气。

中国人意识到这些有形有质的肉体，包括固体、半固体、液体等背后的东西，这就是我们总结出来的"通天"，其实就是气。

梁冬：纣王作为一位有权力的"科学爱好者"，因为做了那样的事，后来就被钉在了道德的耻辱柱上，认为他的确很不仁慈。很多人后来以科学的名义去做这类实验，也许有一些研究成果后来造福了百姓，但其实它的源头还是很残暴的。

为什么道家讨厌奇巧淫技，不让人动机心

徐文兵：这种认识世界的方法是被中国古代的先贤们鄙

视的，如果我们不用这种方法，应该用什么方法呢？研究世界的方法有两个，一个是发明各种仪器，虽然你的肉眼没变，但你可以通过仪器看得更远、更细；另一个方法是，如果你是对的，这个世界就是对的。我们想了解世界的真相，却受到视觉、听觉、味觉的限制，我们感觉不到，但如果你通过修行，就会感受到。

比如，我们的肉眼能看到的光波——赤橙黄绿青蓝紫，它是一个频谱，但我们不能否认，还有一些人可以感觉到红色外面的光波，即红外线；可以感受到紫色外面的光波，即紫外线。有的小孩子就可以感觉到。

为什么道家讨厌奇巧淫技，不让人动机心？因为他们认为那条路是不对的。只有正确地修行才能把自己变得正确、敏感，从而去感知或感悟这个世界。中医走的也是这条路。

梁冬：有一种比较温和的表述是，其实所谓的科学在很大程度上是对眼、耳、鼻、舌的放大化和精细化，但我们的意却没有得到同步的训练。在过去的时间中，显微镜、望远镜等东西帮助我们把眼、耳、鼻、舌、身这五根所连接的世界，做得更精妙了，但我们的意却没有得到训练和提升，甚至是大幅退步的。科学手段带来的眼、耳、鼻、舌的进步，跟我们的意的发展本应该是同步的。

徐文兵：这是同步不了的，因为几千年的人类历史其实就是人类本能的退化史。

梁冬：事实上，人类不是在进步，也不是在退化，而是在演化，发展出了一些另外的能力。比如，以前大部分人很难同时做几件事，但现在我们都是"精神分裂患者"，就算有人可以同时处理十件事，你也不觉得有违和感。因此，我有一个观点叫"精神分裂者的春天正在来临"。

> 我们想了解世界的真相，却受到视觉、听觉、味觉的限制，我们感觉不到，但如果你通过修行，就会感受到。

> 只有正确地修行才能把自己变得正确、敏感，从而去感知或感悟这个世界。中医走的也是这条路。

> 以前大部分人很难同时做几件事，但现在我们都是"精神分裂患者"，就算有人可以同时处理十件事，你也不觉得有违和感。因此，我有一个观点叫"精神分裂者的春天正在来临"。

3. 现在，只爱一个人的感觉，很多人已经享受不到了

专心致志做一件
事的快感，很多
人已经享受不到
了；只爱一个人
的感觉，很多人
已经享受不到了。
因为你想要享受
到这种感觉，就
需要深入。

徐文兵：现在很多的审美或价值观的取向，都跟道家是相反的。比如，专心致志做一件事的快感，很多人已经享受不到了；只爱一个人的感觉，很多人已经享受不到了。因为你想要享受到这种感觉，就需要深入。

现在我们无法想象，古人在没有高速旋转的齿轮的情况下，是怎么做到对玉石的琢、磨、雕、刻、切、磋的。古人留下一句话，"精诚所至，金石为开"，意思是当一个人专心致志地做一件事情时，其中蕴含和产生的能量是你无法想象的，甚至是你没见过，也没听说过的，你觉得那种事是不可能的。

我出差的时候，在酒店吃早饭，就发现自己身边的人十个有九个都在看手机，而且是一边看手机一边吃饭，剩下那一个在看报纸，这是很可怕的事。

一边看手机一边
吃饭的人，很快
就会得严重的胃
病，进而得严重
的心理疾病，出
现包括心脏的问
题，这就是一个
演化的过程。

精神能专注，其实是健康的一种表现。现在的小孩子注意力不集中、有多动症都是不对的，它是一种病，只不过我们不把它当病；它带来的痛苦，我们也不把它当痛苦，这样就会酿成一个更大的问题。比如，一边看手机一边吃饭的人，很快就会得严重的胃病，进而得严重的心理疾病，出现包括心脏的问题，这就是一个演化的过程。

以前巴甫洛夫做过一个条件反射的实验，这个实验很低

级，却很有说服力——现在越低级的东西，越有说服力。他把狗的脑壳切开以后，相当于把脑袋开了一个窗，他能看见狗的大脑皮层的供血情况。

当他给狗喂食的时候，就发现其中有一个区域发红，也就是说那个区域肯定管消化，因为它在专心地吃饭。这时他把狗眼前的灯打开，就发现之前的红色区域马上褪色了，而另外一个区域开始变红。

我们现在需要做一种
让自己专注的训练——回神

徐文兵：我们在吃饭的时候看手机，会让自己的胃肠蠕动得不到丰富的供血或者气的支持，最后就会导致消化不良。而且你的精神分散以后，导致的最大问题就是你哪件事都做不好，随之带来的就是一种沮丧和失败感，然后会让你更分散精力。

我们现在需要做一种训练——回神，就是让自己专注，然后体会到专注的力量，那种力量是巨大的，是精神分散、精神分裂的人想象不到的。

梁冬：所谓的儿童教育，它的核心可能不是让小孩子掌握很多技能，而是帮助他掌握一项特别重要的能力，比如你的孩子对一件事特别专注。

拥有基本能力，或许不够高科技，但因为你的竞争对手在被时代荒芜化之后，你保住的这种能力反而成了一种非常重要的能力。比如，如果茅台公司不再生产其他酒，而只是生产飞天茅台，那这家公司可能会更值钱。五粮液其实就是因为产品线太多，让你不知道哪一款才是最好的，所以它没

我们现在需要做一种训练——回神，就是让自己专注，然后体会到专注的力量，那种力量是巨大的，是精神分散、精神分裂的人想象不到的。

所谓的儿童教育，它的核心可能不是让小孩子掌握很多技能，而是帮助他掌握一项特别重要的能力，比如你的孩子对一件事特别专注。

有办法涨价。

茅台其实做了很多精进的研究，因为我把不同年份的茅台酒喝完之后，发现过去十年中的是最好喝的。我以前不爱喝茅台，后来发现它过去十年只是在酿制酒这件事上，尤其是对微生物菌群的研究上，有了更多的专注。你会发现在2004、2005 年入窖，2010 年左右出来的那批酒是比较好喝的，而 20 世纪 80 年代入窖的酒，反而没那么好喝。换句话说，它其实在某一个深度领域和垂直领域里，进行了深度净化，只是大家没有觉察到。

很多人得病的主要原因，
就是没有"精诚所至，金石为开"

徐文兵：道家对精气神的研究是最深入、最细致的，而且它得出的结论对我们的养生、保健、治病最有指导意义。现在很多人得病的主要原因，就是没有"精诚所至，金石为开"，也就是说其心神是散乱的，不聚焦。

比如最简单的放大镜实验，如果你用一个小镜片，把阳光都聚到一个点，就能把东西点着。因此，我们但凡省省心、做做减法，把那些让你关注且兴奋的东西减一部分，专注到一件事上，你就会焕发或激发出一种巨大的能量。

有句话叫"伤其十指，不如断其一指"，就是集中优势兵力，各个歼灭敌人，这种方法在临床上很有用。

梁冬：其实，还有一种观点叫"生命 3.0"。生命 1.0 是硬件和软件都没有改变，大部分动物一辈子的想法和身体都是固定的；生命 2.0 是没有办法提升硬件，但软件在不断地加载，比如各种 App 的出现，如果你现在去买 iPhone 一代，会

> 现在很多人得病的主要原因，就是没有"精诚所至，金石为开"，也就是说其心神是散乱的，不聚焦。

> 有句话叫"伤其十指，不如断其一指"，就是集中优势兵力，各个歼灭敌人，这种方法在临床上很有用。

发现它是用不了的，因为很多软件在手机里已经运行不动了。现在大部分人就处于一种生命 2.0 的心态——在硬件不变的情况下，软件不停地升级，且运行得越多，就会导致硬件承受不了，最后出现崩盘。

我们现在这个时代的人只有两个选择：第一，等待硬件也可以升级的时代；第二，重新做一些减法，把多余的人和事都屏蔽掉。有情的人一定是无情的，因为他不通过无情的削减，就不能把专注力留在有情的人那里，而多余的朋友只能带来多余的烦恼。

徐文兵：我们可以反思一下，我为什么要用 App？我应酬的目的是什么？

现在很多人陷入了一种集体无意识，他会忘记自己做这件事的初衷，然后不停地被裹挟着走。当他突然冷静下来的时候，就不知道自己在做什么了。大家都可以想想自己在做的事情，跟你的初衷相违背吗？

梁冬：守得初心，不辱使命。以上是我们一起做的回顾，同时也一起做了一个对过去十年生命的总结，发现每个人都在长大，这是一件好事。同时不要忘记，其实，长大的过程也是"加载"的过程，在差不多的时候，要开始做"卸载"的功课。

我们现在这个时代的人只有两个选择：第一，等待硬件也可以升级的时代；第二，重新做一些减法，把多余的人和事都屏蔽掉。

其实，长大的过程也是"加载"的过程，在差不多的时候，要开始做"卸载"的功课。

我在治疗很多孩子的病时，第一反应就是孩子的妈妈需要治疗，她好了，孩子自然就好了。

第三章
人的健康，
离不开时空的能量

《黄帝内经·灵枢·通天》最厉害的地方，就是告诉你什么叫"正常"。也就是说，我们做不了真正的圣贤，但我们可以变成一个"阴阳和平之人"，这是我们追求的最好的状态。我们中医治病的目的，就是把太阴、太阳、少阴、少阳的人，调成"阴阳和平之人"。

经文：

　　黄帝问于少师曰：余尝闻人有阴阳，何谓阴人，何谓阳人？少师曰：天地之间，六合之内，不离于五，人亦应之，非徒一阴一阳而已也，而略言耳，口弗能遍明也。黄帝曰：愿略闻其意，有贤人圣人，心能备而行之乎？少师曰：盖有太阴之人，少阴之人，太阳之人，少阳之人，阴阳和平之人。凡五人者，其态不同，其筋骨气血各不等。

1.“黄帝问于少师曰”

你想让儿子变成什么样，就朝着那个方向去做

梁冬：前两章，我们讲了《黄帝内经·灵枢·通天》的开篇，谈到了天为何物，本篇我们开始学习正文。

“少师”是辅佐太子的老师

梁冬："黄帝问于少师曰"，以前我们都是讲岐伯，请问少师和岐伯是什么关系？

徐文兵：古代辅佐黄帝的官职叫太师、太傅，而岐伯是天师。关于岐伯，现在考证有几种说法：其一，他是甘肃庆阳人；其二，他是陕西岐山人。但我比较认同的是，他是嫘祖西陵氏陪嫁过来的一个辅佐大臣，是四川人。

岐伯辅佐黄帝，与其谈经论道，包括谈论人体的阴阳、表里、骨髓、经络、血脉等，因此，岐伯明显是一位指导成年皇帝的老师。

太师、太傅是辅佐皇帝的人，辅佐太子（还没登基的皇帝）的时候，这些人被称为少师、少傅。所以，从这个问话就能看出，这是黄帝年轻时请教的低级问题，也是初级"中医粉"问的问题。

"问于少师曰"中的"少师"，我们在历史上没有办法考

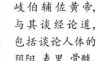

古代辅佐黄帝的官职叫太师、太傅，而岐伯是天师。

岐伯辅佐黄帝，与其谈经论道，包括谈论人体的阴阳、表里、骨髓、经络、血脉等等，所以，岐伯明显是一位指导成年皇帝的老师。

证他是谁。但在春秋战国时期，很多国家都有少师的职位，就是辅佐东宫太子的老师。

我特别喜欢看一部电视连续剧，叫《雍正王朝》。其中，雍正在当皇子（还不是太子）的时候，请了一位师爷叫邬思道，他在雍正几次关键时候，帮他做决定，给他鼓励。其实，邬思道就是少师。

但雍正登基（也就是康熙驾崩）以后，回到王府的第一件事，就是要杀了他的师爷邬思道，因为师爷知道得太多了。当时，师爷邬思道一看雍正的眼神就知道不对，于是先恭喜他夺得了大位，然后雍正说："你做了不少工作，我要重用你。"

但师爷马上跟他说："臣有三不可用：首先，我是康熙时期的罪犯，因为犯了事，被判过刑，如果你夺得大位后，启用你父亲在位时的罪犯当大臣，这是不孝；其次，在你没当皇帝前，我给你出的主意都是阴谋，而你做了皇帝后，需要光明正大地统治天下，你做的任何决定、任何事，都要经得起议论和评判，而且你选官是有人才选拔制度的，肯定能挑到可以辅佐你的人；最后，我的腿是瘸的，我是一个残疾人。"以前，当官是讲官威、官仪的，有的人才华横溢，但因为相貌丑陋就没被录取。

他这样说的意思是，我绝对不会因为辅佐你，有很大功劳，就居功自傲，跟你夺权，那是找死。

雍正听后，脸色缓和了下来，眼里的杀气也少了。接着，邬思道马上提出第四个原因："我岁数大了，想告老还乡，您就给我安排一个地方，比如您的手下李卫那里（李卫是雍正手下特别忠实的大臣），我去养老，做闲云野鹤。"他说这句话的意思是，我想告老还乡，但我绝对不会脱离你的视野。

邬思道是王佐之才，他可以辅佐任何人当皇帝，如果他告老还乡，雍正就失去了对他的控制，他没准会辅佐"李自成"上位。他说完这些话以后，自身得以保全。

梁冬：很多家长听到这句话时都在想："我要给儿子找一个什么样的老师？"

徐文兵：其实，你给儿子找老师是一方面，但更重要的是你要言传身教，不能把自身那些不好的东西传到儿子身上，你想让儿子变成什么样，就朝着那个方向去做。你高兴，孩子就不会抑郁；你假装高兴，孩子就会抑郁；你焦虑，孩子就好不了。

我在治疗很多孩子的病时，第一反应就是孩子的妈妈需要治疗，她好了，孩子自然就好了。

你给儿子找老师是一方面，但更重要的是你要言传身教，不能把自身那些不好的东西传到儿子身上，你想让儿子变成什么样，就朝着那个方向去做。

2. "余尝闻人有阴阳，何谓阴人，何谓阳人"

为什么有的男人也会得乳腺增生、乳腺癌

梁冬：我们再往下看，"余尝闻人有阴阳，何谓阴人，何谓阳人？"

徐文兵：黄帝说："我听说中医或道家把人分成了阴、阳，那何谓阴人？何谓阳人？"其实，阴、阳本来说的是天，就是天道，也就是太阳、月亮的变化。中医讲："善言天者，必有验于人；善言古者，必有合于今。"这句话的意思是，虽然你说得那么玄乎，但最后也要落实的。

"何谓阴人，何谓阳人？"其实，这个问题特别尖锐。首先，阴、阳可以细化，它分男、女。那我们就问问题，请问什么叫"男人"？什么叫"女人"？这是一个哲学问题。

以前我们分辨男人、女人，是按有形有质的方法分的。人有第一性征和第二性征，第一性征就是男人有阴茎，女人有阴道；第二性征指男人有喉结，女人有乳房（男人有乳头，但没有乳房），这就是用形来分。但事实证明，这种分法很低级，因为有的男人也会得乳腺增生、乳腺癌，尽管他长的是男人的形，但他没有男人的气；有的女人长的是女人的形，但她是一个女汉子。

我们不能低级地从形和质、形和状的状态来区分男人和女人，或阴人和阳人。我们一定要看它背后的东西——推动

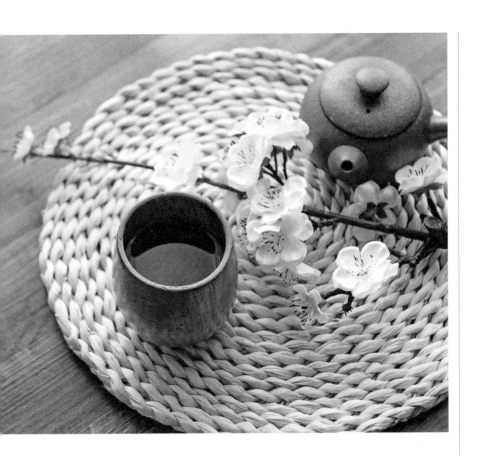

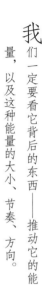

我们一定要看它背后的东西——推动它的能量，以及这种能量的大小、节奏、方向。

它的能量，以及这种能量的大小、节奏、方向。

梁冬：我们讲的"去物质化"，应该叫"超物质化"。物质在精、气、神的层面上，属于精的层面，它是最低级的，因为在它之上还有气、能量、信息、意识的层面。因此，我们应该从物质、信息、能量这三个维度，去思考阴人和阳人。

我们应该从物质、信息、能量这三个维度，去思考阴人和阳人。

3. "少师曰：天地之间，六合之内，不离于五"

人分为五类

"六合之外，存而不论"

徐文兵：黄帝问的问题比较粗浅，他把人分为两类，但少师在回答的时候就把问题拔高了，他说："其实，人应该分为五类。"这样一说，马上营造出了一种大场面的氛围。

为什么这么说？他把视野从人扩展到了天地之间，而天在上，地在下，再加上东、西、南、北，合起来就叫"六合"，这是一个空间概念。因此，中医或道家有一个说法，我们在讨论低级问题的时候，需要把这个问题放入空间中来讨论。

"六合之外，存而不论"的意思是，你在六合之外谈存在，我就不跟你谈，因为你没有资格跟我谈。而在"六合之内"，我们把它分为"不离于五"，也就是说，黄帝问的是阴阳，而少师说的是五行，合起来就叫阴阳五行。

为什么"不离于五"？其中的五行又从哪里来？大家都能理解春夏属阳，秋冬属阴，为什么单单创立出一个"五"的概念？

中华文明的诞生，跟我们居住的环境有极大的关系。中国不处于热带，热带只有旱季、雨季，中国的黄土高原是全

（黄帝问的是阴阳，而少师说的是五行，合起来就叫阴阳五行。）

（中华文明的诞生，跟我们居住的环境有极大的关系。）

38

世界唯一一个特殊的地理现象，其他地方不是难耕种，就是雨林，只有黄土高原的土壤有那么厚。在远古的时候，人们把气候不分为四季，而是分为五季，当时用的历法就是十月历，把一年分为十个月，一个月是三十六天，剩下的五又四分之一天，在冬至和夏至那天留着过年。

十个月分成甲、乙、丙、丁、戊、己、庚、辛、壬、癸，其中，甲乙属木、属春；丙丁属火、属夏；戊己属土、属长夏；庚辛属金、属秋；壬癸属水、属冬。也就是说，中国人发现，在这块土地上有五种明显的气候变化，这些气候变化是天和地合起来形成的五种能量，比如春天木气生发，万物生长，母鸡开始孵小鸡，狼开始下崽……这是属于一种生的状态，而夏天则是一种火热的状态。

古人从五种能量中提炼出的规律就是五行——木、火、土、金、水。所以，少师说："如果你住在赤道，我们就分为阴阳。但你在中国，你是储君，我们就分为五类——春、夏、长夏、秋、冬。"

其中，长夏是夏至以后的暑伏天，是一种又湿又热的状态。一个月是三十六天，两个月是七十二天，夏至之后再过七十二天就到了庚辛。

现在的彝族、苗族、白族，还在用十月历。

可以用转换时空的方法治病

徐文兵：中国的历法跟月亮没关系，比如己亥年从立春那天开始，就进入了己亥年的寅月，但这个"月"跟月亮没关系，其实它是节气，雨水叫"中气"，立春叫"节气"，从惊蛰开始转入卯月。因此，中国历法中的每个月跟月亮没有

中国人发现，在这块土地上有五种明显的气候变化，这些气候变化是天和地合起来形成的五种能量，比如春天木气生发，万物生长，母鸡开始孵小鸡，狼开始下崽……这是属于一种生的状态，而夏天则是一种火热的状态。

古人从五种能量中提炼出的规律就是五行——木、火、土、金、水。

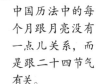

中国历法中的每个月跟月亮没有一点儿关系，而是跟二十四节气有关。

一点儿关系，而是跟二十四节气有关。

月亮的概念是什么？我们用一个闰月的方法，让每年少几天，加起来就是一个月。然后让月亮逐渐跟着太阳走，所以，最早的十月历不叫十月历，而叫十日历，比如在《黄帝内经·素问·藏气法时论》中，叫的就是甲日、乙日。最早读的时候，可能说今天是什么日，但后来我发现，甲日、乙日就是甲月、乙月，因为这个"月"跟月亮没关系，它其实指的是十月历的月份。

现在我们用的是十二月历，也就是西方人创造的格里高利历或儒略历。我个人认为，我们用的干支纪年的方法更靠谱，因为它完全对应二十四节气。

我们把干支纪年分成十二个月的好处，就是基本上能跟月亮同步，而不好的地方在于过分强调了月亮对人的影响，而忽视了太阳。

现代科技这么发达，我们完全可以用"转换时空"的方法给人治病。比如我的肝火本来就特别旺，正好又处于春天，天地之气又鼓励生发，因此，肝火就更旺了，这时我可以借助吃药、扎针、艾灸、刮痧等方法，把自己的肝火泻掉。

其中，所谓的吃药泻掉肝火，就是让带有浓厚的秋天气息和能量的药物，进入人的身体里，把属于春天的肝火平和一下。此外，还有一个很简单的方法：如果是4月份左右，不用吃药，直接去澳大利亚或其他南半球的国家，这些国家正好是秋天，到了那里，身体自然就舒服了。

梁冬：很多朋友总是说自己早醒，其实，换一个时区就可以了。

徐文兵：比如你包一架跟地球自转同步的飞机，让自己永远保持在子时，也就是它在子时，飞机也跟着走，那你也永远在子时。因此，十月历是五行学说的来源，是它的根本。现在，我们用的历法变成了十二月历，它更容易被人接受，因为比较好分。比如夏至把一年分为"两份"，夏至加冬至就像切蛋糕似的，把一年分为"四份"。而十月历不好分，它把一年分为"五份"，无法说清楚到底是把哪个季节分为了"两份"。

三星堆出土了一个青铜器，里面有一个五角星，讲解员说："不知道这个标志是什么意思。"我认为它代表的是十月历，就是把一年分成了"五份"——甲乙、丙丁、戊己、庚辛、壬癸，对应着木、火、土、金、水，也就是那个时代的历法。

"人不得全，瓜不得圆"，我们肯定都有缺的地方

徐文兵：十二月历最厉害的地方在于五运六气，它把一年分成六季，厥阴风木两个月，少阴君火两个月，少阳相火两个月，太阴湿土两个月，阳明燥金两个月，太阳寒水两个月。

每种分法都有它的道理，我们不能说谁对谁错。我只能告诉你，古人拥有什么样的思想，这种分法背后的依据是什么。换句话说，我们下面分的这五类人，其实跟五季有关系。

"人不得全，瓜不得圆"，我们肯定都有缺的地方。自己在哪个季节最舒服？到了不舒服的季节，自己该怎么办？到了现在的季节，我们应该朝哪个方向待着？这就是我说的把天和人结合起来一起看。

梁冬：有一种观念是看人得的病，还有一种观念是看得

现在，我们用的历法变成了十二月历，它更容易被人接受，因为比较好分。

十二月历最厉害的地方在于五运六气，它把一年分成六季，厥阴风木两个月，少阴君火两个月，少阳相火两个月，太阴湿土两个月，阳明燥金两个月，太阳寒水两个月。

病的人。意思就是，如果你把得病的人进行简单的分类，治病的思路可能就要简单、直接得多。不管这种人得什么病，都是因为他是这种人，只不过有些现象在每一年的时空变化下表现出不同，有的人表现为咳嗽，有的人表现为痔疮，等等。

徐文兵：我们在治疗病人的时候，首先要判断他是哪种人。

我们要问病人出生的年月日，父母的遗传对他的体质的影响，当年的五运六气对他的影响，等等。比如，我是1966年出生的，那年的水太过，而水太过的人有一个特点——肾精偏足，脑子好使，但也容易得阴寒过盛的病。因此，我的心态比较悲观，不像火太过的人，整天要建功立业，我没想过这些。而且水太过的人肾精足、头发黑，这是他的本相，但也容易得心脏病，因为水容易把小火苗浇灭。

当你了解自己是什么样的人之后，就可以有意识地去躲一些事，不做一些事或去做一些事。比如，我在烤火的时候，就觉得很舒服，也会看着火苗入定，因为我缺火；如果你把我扔进水里，我就会觉得不舒服。因此，中医是完全把人和天地结合起来分析的。

梁冬：偶数都是太过之年，奇数都是不及之年。

徐文兵：我们在做一些事的时候，比如娶媳妇、选择部下、组建并管理团队，都是有讲究的。这些讲究的本质就是布阵，也就是分析、感应背后的能量场。

梁冬：少师说："在我的宇宙观、世界观里，是把天地之间，六合之内，用五分法进行思考。"

如果你把得病的人进行简单的分类，治病的思路可能就要简单、直接得多。

我们在治疗病人的时候，首先要判断他是哪种人。

偶数都是太过之年，奇数都是不及之年。

4. "人亦应之，非徒一阴一阳而已也，而略言耳，口弗能遍明也"

人不能只分成阴、阳两类

徐文兵：下一句话是"人亦应之"，意思是你要顺应这种分法。然后少师又很委婉地批评了一下黄帝："非徒一阴一阳而已也，而略言耳。"这句话是说，如果您把人分成阴、阳，那您看问题就太简单了。

接着是"口弗能遍明也"，这就是老子说的"道可道，非常道"。既然你说人跟天是相应的，生气是通天的，虽然这个东西很难用语言来表达，我们也要唤起内心的那种感，然后去感应它。

梁冬：少师在前面说："不离于五，人亦应之。"我的理解大概是，如果按照天地的频谱来分，人大致有五大类型。有什么样的频率，就应该有什么样的硬件，比如，4G 时代有 4G 的硬件，5G 时代有 5G 的硬件。在少师的世界观里，他认为宇宙有五大频率，因此，在人世间，大部分人也应该按照这五大频率来分，也让我们更加能理解人。如果我们能知道一个人在受精、出生时对应的频谱，我们就可以大致推算出他是一个什么样的人、有什么样的性格、大概会得什么病……这就是我们现在看到的很多技术性推演。

正是由于前面的哲学总纲、道德总纲，所以他说："口弗能遍明也。"

5. "黄帝曰：愿略闻其意，有贤人圣人，心能备而行之乎"

中医是貌似模糊的精确，科学是貌似精确的模糊

西方的量化、标准化，其实回避了人的模糊性

梁冬：接下来是，"黄帝曰：愿略闻其意，有贤人圣人，心能备而行之乎？"

徐文兵：这个问题就很高级了，前面少师说了"略言耳"，委婉地批评了黄帝，而黄帝就顺着这句话说："就算是我看得简单了，那你给我说一下。"于是下面说到了贤人和圣人。

人的基本区别是"口弗能遍明也"，如果他是真人或至人，那你不需要说，他就明白；如果他是圣人或贤人，他的能量级别就比真人低一点儿。正所谓"追比圣贤"，黄帝还是想做一个圣人或贤人。因此，他说："你能不能口传心授，给我略言一下。"他的态度很端正。

梁冬："心能备而行之乎"的意思是什么？

徐文兵：这句话达到了学习中医较高级的一个层次。比如做饭，外国人做饭就是看着菜谱，对应地把各种东西按照顺序放进去，然后就做出来了。我看过几部电影，里面讲到

外国人怎么培养厨师，看完之后我觉得就算是一个机器人，这么做也能成为厨师。

外国人做饭跟中国人做饭最大的区别在哪里？就在于"加盐少许"。什么叫"少许"？外国人总说中国人太模糊了，说不清到底加了多少。我认为，中国人有一种思维方式，他们对事情的把握是无法用粗鄙的语言表达的，因此只能模糊地说。如果你的内心丰富的话，就会理解。

我提出一个概念，中医是貌似模糊的精确，西方科学是貌似精确的模糊。这句话怎么理解呢？西方总是讲量化、标准化，但量化、标准化有一个大的哲学前提——所有的人或事物是一样的。比如给药（都是化学药），剂量怎么定？大人是一种剂量，小孩子是一种剂量；如果再精确点儿，根据体重给药，也就是一百斤的人吃五克，一百二十斤的人吃六克，一百五十斤的人吃七点五克……这就非常精确、科学。但这些事架不住细究，比如白酒、酒精有时也可以药用，但没有哪个人是根据自己的体重决定酒量的。

梁冬：西方的量化、标准化，其实是一种很数据化的方式，但它回避了人的模糊性。

徐文兵：正是由于他们把握不了模糊，所以，才做出了这么一个大波轰（量化、标准化）的方式，而且这种方式还特别有说服力，容易被大众接受，因为大家用脑子简单一想，就觉得它有道理。

为什么说中医是貌似模糊的精确？因为影响加盐的参数太多，比如，你用的是海盐还是井盐；你做饭的那天，是热还是冷，是晴天还是多云；吃饭的人是民工还是文人雅士……所有这些参数，都会影响给盐的剂量。

一个经过特殊训练的高明厨师，他会把所有这些参数都

中国人有一种思维方式，他们对事情的把握是无法用粗鄙的语言表达的，因此只能模糊地说。

中医是貌似模糊的精确，西方科学是貌似精确的模糊。

西方的量化、标准化，其实是一种很数据化的方式，但它回避了人的模糊性。

记在脑子里，也就是说，他在那天做饭的时候，会不自觉地抓了一撮盐放进去了，他貌似没有精确的剂量，其实是有剂量的，而且这些参数是随着具体情况的变化而变化的。天气的情况，出汗的情况，是读书人还是劳力者，口味重还是口味轻……这些情况貌似是模糊的，但其实是精确的。

梁冬：这就是所谓的大数据思维，它的核心观点就是多线层、多参数，它不太计较以点对点，计较的是相关性，不是简单的因果性。

徐文兵：也就是说，大数据思维比原来浅薄、粗鄙的思维有进步，但它还是赶不上人的那种感。道家跟其他学问最大的区别就是，我们相信自己的感觉，它比数据更能准确地反映自己，而且这个问题早就被两千多年前的韩非子解决了。

有一个故事叫"郑人买履"，记载于《韩非子》中。"郑人有且置履者，先自度其足而置之其坐"，说的是郑人在买履前，他先在家拿尺子把自己的脚量一下，也就是数据化、标准化，但他"至之市，而忘操之"，也就是忘了带尺子。然后"反归取之。及反，市罢"，意思是当他取尺子回来的时候，市场已经关门了。有人说："何不试之以足？"他就说了一句："宁信度，无自信也。"他相信数据，不相信自己。

你是凭感觉吃饭，还是凭化学分析吃饭

梁冬：机器的进步与人的退步是同比关系，但很多问题就出在这里，机器对人的侵蚀，给人带来的退步，我们是持拥抱的态度，还是保持警惕的态度？

徐文兵：答案很明显，很多人都相信生化指标，比如影像的成像、X片。但有一种情况是，检查结果表明你没事，

你却觉得自己很难受。

梁冬：还有一种相反情况是，检查出一堆不正常的指标，但你不觉得难受。这时你要怎么办？

徐文兵：其实，这是一种错搭，而错搭达成了一种和谐的状态，也就是说，即便很多指标不正常，他也活得很好。这种活得很好是一种自我感觉，而生化检查只是一堆指标。

我们现在碰到的最大问题是，你是凭感觉吃饭，还是凭化学分析吃饭？你是因为食物好闻、好吃而吃，还是因为它含有各种元素，你才去吃？我觉得现在的人异化了，活得不像人。如果做饭能被机器取代，那么这个做饭跟我们说的做饭完全是两码事。其实，我们做饭有一个特点，在做饭前已经在心中预演了一遍，剩下的就是把心中的东西落实的过程，而且在正常的情况下，吃饭的人能吃出做饭的人的用心，这是道家或中国古人做饭、吃饭的方法。

"你先相信，才能看见"

徐文兵：一个大夫成才的标志就是"心能备而行之乎"，他在心中形成了一个健康人的象，任何人找他看病，他能马上用这个象对照这个病人，再说病人哪里不对。他的脑中跟做饭一样，他把怎么治好病人在心中演了一遍，剩下的扎针、按摩、刮痧、艾灸、开药等，都是应象，他只不过是把心中的东西落实了。

大夫没成才的一个标志，就是心里没有象，他在赌。当病人找他看病时，他觉得病人好像是虚，又好像是实；好像是寒，又好像是热。然后他就说："先试试吧。"先让病人喝桂枝汤，如果病人没有病愈，再让病人喝小柴胡汤，这就说明

即便很多指标不正常，他也活得很好。这种活得很好是一种自我感觉，而生化检查只是一堆指标。

吃饭的人能吃出做饭的人的用心，这是道家或中国古人做饭、吃饭的方法。

大夫没成才的一个标志，就是心里没有象，他在赌。

他的心里没象。深究起来，这就是唯心主义。如果你的心里没有准备就去做事，这是行不通的。

黄帝请教少师说，你要帮我建立起象，我的心中有了象，我就能看各色人等，也就是"心能备而行之乎"。

梁冬：有个词叫"知行合一"，意思是很多人行不好的本质，就是因为他不知，没有真正地知。

徐文兵：或者他知了，但没往心里去，因为这种知的层次比较低。

梁冬：用马云的话来说："你先相信，才能看见。"因为你的心中没有，所以就看不见，也做不到。

徐文兵：相信是现在很多人最难做到的一件事。

梁冬：有的人是看见了，才会相信；有的人是相信了，才能看见；现在很多人是看见了，也不相信。

徐文兵：之前，我们讲了运动平板实验（也叫诱发心梗实验），就是你有心绞痛，但它在发作之后就过去了，导致很多人在初步检查的时候，没有查出来这种病。那要怎么办呢？就要让病人戴上 holter，在跑步机上跑步，然后诱发心梗。

很多人在跑马拉松的时候，突然就倒下去了。正常人被医生抢救过来以后，就应该会后悔："不应该跑马拉松，它会加重我的心脏负担，甚至让我死去。"但有人醒了后，就把医生、护士推到一旁，然后接着跑步。这时你就知道他内心的执念有多深，你让这种人相信你说的话，是不可能的。

很多人说自己不相信，其实这属于好的情况，因为我还有可能说服你，最怕的是疑。

疑和不相信是两码事，我们称不相信为阳虚，疑为阴实。这是什么意思？比如你遇到了徐大夫，你不大相信徐大夫能

如果你的心里没有准备就去做事，这是行不通的。

有的人是看见了，才会相信；有的人是相信了，才能看见；现在很多人是看见了，也不相信。

疑和不相信是两码事，我们称不相信为阳虚，疑为阴实。

48

治好病，这是不相信；疑就是你认为徐大夫想蒙你的钱。

这两者的区别在于，疑是你把我想得更坏，因为疑的人内心阴暗，所以才会把我想象成那样。而且疑的人更不容易被治好，因为你先得把他的疑去掉，变成半信半疑，然后把半信半疑变成不相信，最后再把不相信变成相信。

我特别感激跟你做这个节目，因为很多人在听完我跟你的对话以后，对我产生了信任，再找我看病。这种效果就比怀疑我、不相信我、试探我的人找我看病，要强得多，这也叫"心能备而行之乎"。

疑的人更不容易被治好，因为你先得把他的疑去掉，变成半信半疑，然后把半信半疑变成不相信，最后再把不相信变成相信。

如果心不能备，你说行，那叫"妄行"

梁冬：有一套体系叫"种子学说"，就是说我们得先在自己的心中播一颗种子，再把这颗种子种进去，中间存在一个时间的幻化过程，最重要的是看你的心中有没有这颗种子。

徐文兵：我们在写文章的时候，需要有一个特别重要的过程——打腹稿，就是自己什么也不干，就在那里想。还有一句话是"文章本天成，妙手偶得之"。现在我们读当年王朔的很多小说，都会有种惊为天人的感觉，认为那些小说简直不是人写的，就是因为他在那时的灵感，达到了一种沟通的状态。

我们在写文章的时候，需要有一个特别重要的过程——打腹稿，就是自己什么也不干，就在那里想。

梁冬：王朔说过，有一天，他在三元桥上走的时候，突然感到一阵风吹过，后来他写东西就不对了。

徐文兵：这就叫"心能备而行之乎"，第一种情况是种子，第二种情况就像收音机一样，当你把它调到合适的频段，它就会播放，可能是你前世的记忆，也可能就是飘在时空中的某个频段上的东西。

中医强调的修心、养心，讲的就是这点，如果心不能备，你说行，那叫『妄行』。

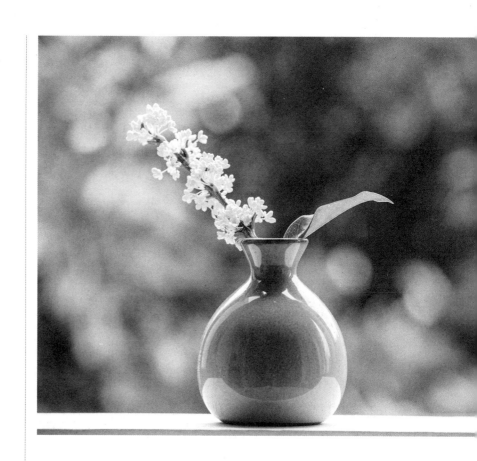

相信祈祷的力量，其实就是在构建并且强化心中的象。

中医强调的修心、养心，讲的就是这点，如果心不能备，你说行，那叫"妄行"。你在处对象的时候，也要"心能备而行之乎"，你的心中要先有一个象——她是什么样的，包括她的言谈举止、一颦一笑……有一天，梦中情人突然就出现了，这就是吸引力法则。而且相信祈祷的力量，其实就是在构建并且强化心中的象。

6. "少师曰：盖有太阴之人，少阴之人，太阳之人，少阳之人，阴阳和平之人。凡五人者，其态不同，其筋骨气血各不等"

很多人是被自己的欲火烧死的

人分太阴、少阴、太阳、少阳、阴阳和平五种

梁冬："少师曰：盖有太阴之人，少阴之人，太阳之人，少阳之人，阴阳和平之人。"

徐文兵：少师跟黄帝说，他把人分为了五种：太阴之人、少阴之人，这是偏阴的两类人；太阳之人、少阳之人，这是偏阳的两类人；中间的人是阴阳和平之人。然后少师说："凡五人者，其态不同。"

按空间概念分，就是看人蕴含能量的多少。

太阴之人含的阴多，少阴之人含的阴少，也就是说，少阴之人有点儿偏阳，偏外向；太阳之人和少阳之人也是这么分的。

还有一种分法是，不能看他的形，要看他背后的能量，以及能量的大小、多寡、方向。太和少有正师和偏师，也就是说，有的人即便做坏事，也是光明正大地做，盗亦有道：我认为你该被抢，我就明着抢。有的人是玩阴的，比如报复

太阴之人含的阴多，少阴之人含的阴少，也就是说，少阴之人有点儿偏阳，偏外向；太阳之人和少阳之人也是这么分的。

还有一种分法是，不能看他的形，要看他背后的能量，以及能量的大小、多寡、方向。

人，他觉得不能正面冲突，就偷偷把你的自行车的轮胎放气，在锁芯里灌点儿胶水。

此外，还要看人背后的能量节奏。太阳、太阴的人一直保持一个节奏，一直是一个样子；少阴、少阳的人偶尔出现另一种节奏，也就是说，他平时是正常人，但偶尔会犯坏、犯阴或犯阳。

我们在分析一个人的时候，要先定他是一个什么样的人，再看他在某个时间段做什么事的可能性。比如，我是水太过的人，我在逢"6"的年份就不好过，因为两个太阳寒水叠加在了一起；而在火太过的年份，我就好过点儿，因为水火平衡了。

另外，我们还要看他的状态和所处的年份，比如在 1974 年、1984 年、1994 年、2004 年、2014 年出生的人，在逢"4"的年份也不好过，因为两个太阴湿土叠加在了一起。

道家或中医说的不一定，不是说我们放弃了对它的探索，而是在一个高级的维度或层面上，去把握这个不一定。因此，我们分的这五类人，不是多和少的问题，它有时空的问题，有节奏的问题，有方向的问题。

能量、层次、格局不同的人，是互相不能理解的

梁冬："凡五人者，其态不同，其筋骨气血各不等。"这句话是什么意思？

徐文兵：态有两个意思：一个是形态，另一个是心态。态的繁体字为"態"，上面是"能"，下面是"心"。

梁冬：心之能是为态。

徐文兵：我们先讲形态，比如说一个人胖，胖就是他的形，而且很多胖子是比较灵活、敏捷的，也就是说，虽然他长得胖，但他的态不一定不对。因此，我们要观察他动起来的样子，而不是只看他的形，这就高级了。

梁冬："凡五人者，其态不同，其筋骨气血各不等。"其实，这句话引出了一个很重要的讨论——由于时空、形态、心态的不同，它在形和气的层面就会分出很多状态。因此，治有病的人比治有人的病，更大道至简一些。

徐文兵：对于心态，我要强调一点：观察一个人的内心很难，但你要记住，自己骗不了自己。我们学习《黄帝内经·灵枢·通天》的目的，是为了了解别人，但最关键的是了解自己。心态就是发心起愿，最能代表你真实的精、气、神的状态。

我做事能帮助别人，有利于别人，不要像某些古代做棺材生意的人，总盼着别人死，然后自己就可以多卖一点儿棺材；应该像造盾牌的某些人，希望自己把盾牌做得特别好，就可以用它保护好人……这是一种发心起愿。

但还有另一种发心起愿，比如医生是一份很神圣的职业，能治病救人，因此，医生的发心起愿很重要，我给你治好病，让你活得更好，你给我报酬，这是一种正常的心态。但医生也可以变成绝命毒师，如果你得了病，我就是不让你好，让你不停地买我的药、接受我的治疗，两人就这么一直耗下去，这就是比较恶毒的发心起愿。

盼人好和盼人坏，取决于内心的精、气、神的状态。我们不从道德上批判这些人，只从医生的角度来分析内心阴寒的人，这种人言辞恶毒，总是做一些伤天害理的事，他看到别人很痛苦，自己就很高兴，这是他的状态。当他通过看别

由于时空、形态、心态的不同，它在形和气的层面就会分出很多状态。因此，治有病的人比治有人的病，更大道至简一些。

医生的发心起愿很重要，我给你治好病，让你活得更好，你给我报酬，这是一种正常的心态。

盼人好和盼人坏，取决于内心的精、气、神的状态。

53

人的痛苦，他的负面、阴寒能量不停地被发泄时，就会趋向一种平衡。当这种阴寒的东西逐渐释放完后，他看到这些人或事的时候，就开始有了怜悯、同情之心，这时他就从阴寒的人变成了阳虚的人。如果他的阳气再足一点儿，他看到别人受苦，就会想伸手帮人一把，且不图回报。

能量、层次、格局不同的人，是互相不能理解的。

能量、层次、格局不同的人，是互相不能理解的。比如我们很难理解比尔·盖茨、巴菲特把那么多亿捐出去的感觉，因为我们没有到那种层次，而且我们也没必要强迫自己达到那种层次。我们要从中医的角度分析人，不应从道德评判的角度分析人，因为我们每个人都曾经"阴寒"过，在看见别人的痛苦以后，自己觉得高兴或想着别人赶紧倒下。但如果你一辈子都处于这种状态，那就是病态的，心怀恶毒，但你很难伤到别人，你伤的永远是自己。

《黄帝内经·灵枢·通天》最厉害的地方，就是告诉你什么叫"正常"

在经济不好的时候，为什么喜剧会变得很流行？就是因为大部分人有了负面、阴寒的能量，而现代所谓的喜剧电影，都是在拿人们悲惨的命运开玩笑。

梁冬：在经济不好的时候，为什么喜剧会变得很流行？就是因为大部分人有了负面、阴寒的能量，而现代所谓的喜剧电影，都是在拿人们悲惨的命运开玩笑。当你看见那些跟自己差不多的人受了苦时，你会心一笑，之所以能笑得出来，很重要的原因就是那个人不是你。其实，电影中的命运都是我们的，我们之所以相信，是因为我们感同身受，但实际上电影中的人不是我们。喜剧的本质，其实来自看见了自己受苦，但又不必受苦的感觉。

喜剧的本质，其实来自看见了自己受苦，但又不必受苦的感觉。

徐文兵：我们每个人应该慢慢地反思或回想一下，自己曾经出现过的心理状态。因为我们在反思之后，就对自己有了一个正确的认识和评价，就是不装、不扭曲、不变形。我们的节目之所以受欢迎，就是因为我们是真实、自然的，没有那种矫揉造作、掩饰的东西。

心态，就是发心起愿的状态，最能真实地反映你的精、气、神的水平，最能反映你当下是一个什么样的人。当你从一个幸灾乐祸、盼着人倒霉、盼着人死、盼着人不好的人，变成一个有同情心、有怜悯心的人，然后变成一个愿意帮助别人，但求回报的人，最后变成一个帮助别人、不求回报的人，你就会惊喜地发现，自己的能量格局在提升。

1995 年，美国出现了两部伟大的电影，一部是《阿甘正传》，另一部就是《肖申克的救赎》，而后者就是对我这辈子影响最大的一部电影。电影的主人公安迪被关在监狱里，开始是什么状态？他完全有理由仇恨他的妻子，因为他的妻子跟别人通奸，因此，最开始安迪想拿枪杀死她。但最后他宽恕了他的妻子，这种宽恕不是装出来的，而是完全发自内心地认为：因为自己冷落了妻子，才导致她做出那样的事。从仇视到宽恕的过程中，他的能量格局在提升，他的阴寒在消失，太阳在回归，可以说，他从一个"太阴之人"变成了一个"阴阳和平之人"。

《黄帝内经·灵枢·通天》最厉害的地方，就是告诉你什么叫"正常"。也就是说，我们做不了真正的圣贤，但我们可以变成一个"阴阳和平之人"，这是我们追求的最好的状态。我们中医治病的目的，就是把太阴、太阳、少阴、少阳的人，调成"阴阳和平之人"。

学了这篇文章后，如果大家有了这种自觉、自省，就可以帮助自己避免走极端。

当你从一个幸灾乐祸、盼着人倒霉、盼着人死、盼着人不好的人，变成一个有同情心、有怜悯心的人，然后变成一个愿意帮助别人，但求回报的人，最后变成一个帮助别人、不求回报的人，你就会惊喜地发现，自己的能量格局在提升。

《黄帝内经·灵枢·通天》最厉害的地方，就是告诉你什么叫"正常"。也就是说，我们做不了真正的圣贤，但我们可以变成一个"阴阳和平之人"，这是我们追求的最好的状态。

知天达命就是知道自己有几斤几两

徐文兵：比态低一级的叫"筋骨气血各不等"，也就是说，不同能量格局的人，装什么样的发动机，就有什么样的轮胎、悬挂系统跟它匹配。中医最反对的就是给夏利装法拉利的发动机，也就是你的心愿、心火跟你的能量格局不匹配，因此，很多人是被自己的欲火烧死的。

知天达命就是知道自己有几斤几两。古代有一种预测的方法是称人的骨重，背后的逻辑就是，如果你违背了天赋的局限，非要超出局限做事，最终导致的结果就是你把自己干掉。

古代大医看病是看病人的筋骨、气血、面相、骨骼架构，看他有没有长蔽骨（胸骨前的剑突），看他能干多大的事……这都是根据形，根据状，根据态，根据无形的心去了解一个人。

第四章

太阴之人:
内心或身体里阴暗的东西过多

一个人贪、不停地索取,而且对别人没有任何付出,基本上就被判定为太阴之人。

黄帝曰：其不等者，可得闻乎？少师曰：太阴之人，贪而不仁，下齐湛湛，好内而恶出，心和而不发，不务于时，动而后之，此太阴之人也。

1. "黄帝曰：其不等者，可得闻乎"

人分五种，各有什么不同

梁冬："黄帝曰：其不等者，可得闻乎？"

徐文兵：首先，黄帝问的是少师。我在上一章说过，少师是教太子的人，也就是说，这篇对话的基本前提是，一个懵懂无知的少年想了解人、洞察人性，想对人有一个基本判断。因此，他向少师请教了一些基本问题——阴人、阳人是什么样的，而他的老师说："我要比你分得更细点儿，我把人分成了五种，分别是太阳之人、少阳之人、太阴之人、少阴之人，以及最好的阴阳和平之人。"

然后少师说："我是怎么判断这些人的呢？我不是根据他的胖瘦、高矮、大小，而是通过他的形状，根据他的态来判断。"所以叫"其态不同"（"态"的繁体字是"態"，上面是"能"，下面是"心"，少师是看到了人背后更高级的东西）。

很多人上火了，着凉了，这是中医的说法。现在很多人都说信中医比较土，但其实是很高级的，因为上火、着凉都是一种能量的表现，它们已经脱离了有形有质的物质。

我把人分成了五种，分别是太阳之人、少阳之人、太阴之人、少阴之人，以及最好的阴阳和平之人。

现在很多人都说信中医比较土，但其实是很高级的，因为上火、着凉都是一种能量的表现，它们已经脱离了有形有质的物质。

2. "少师曰：太阴之人，贪而不仁"

太阴之人：不停地索取，而且对别人没任何付出

徐文兵：黄帝接着问："您既然根据人的态，把人分成了五种，那这五种人肯定有一个次第、阶层，您能不能给我讲一讲？"

第一种人就是太阴之人。我们经常说"阴阳"，先说的是"阴"，而不是"阳"。人类社会先是母系社会，后来才是父系社会，也是先阴后阳。因此，少师先讲太阴之人。

"太阴之人，贪而不仁"，简单分析一下太阴之人，就是内心或身体里阴暗的东西过多的人。他表现出来的思想、念头、行为、举止是什么样的呢？

第一个表现叫"贪"。

有一个成语叫"贪得无厌"，意思就是某人不停地从外面吸取各种能量或物质，这就叫"贪"。

贪的反义词是廉，大家常说"廉洁"，但廉洁是廉洁，廉是廉，廉的本义有边界的意思。中医有穴位叫"巨虚上、下廉"，这里的"廉"指上边、下边。

贪就是没有底线地索取。遇到这种人，就像遇到了吸血鬼。如果你的能量或物质储存特别大，你就可以供养几个"吸血鬼"，但大家都是普通人，一旦碰上这种人，最后就会被掏空。

人类社会先是母系社会，后来才是父系社会，也是先阴后阳。因此，少师先讲太阴之人。

有一个成语叫"贪得无厌"，意思就是某人不停地从外面吸取各种能量或物质，这就叫"贪"。

60

第二个表现是"不仁"。

仁者爱人。这种人在贪的基础上，从来不会付出自己的任何物质或能量给别人，这就是"贪而不仁"。还有一个成语叫"麻木不仁"。

钱穆先生是我非常尊敬的一位国学大家，在当时那个年代，几乎所有留学回来的人开始反传统、要取消汉字、取消中医的时候，钱穆先生一直在坚守。第一，在众人说传统文化的各种不好时，钱穆先生极力驳斥这些诬蔑；第二，钱穆先生提出一个观点，他在写《国史大纲》时说，对本国历史，应有"一种温情与敬意"。

你看，第一个是"温"，第二个是"敬"。我们能指望一个"贪而不仁"的人，怀着什么温情和敬意对待祖宗、对待同事、对待领导、对待下属吗？那绝对是不可能的。

因此，一个人贪、不停地索取，而且对别人没有任何付出，基本上就被判定为太阴之人。

很多人分析一件事的时候，总爱举一些极端的例子，但在具体生活中，我们发现其并不是举例说明的那么简单。就像小孩子总问，"这个人是好人还是坏人"，后来长大了发现，好人也做坏事，坏人有时也会做好事。

毛主席说："人做一件好事并不难，难的是一辈子做好事，不做坏事。"反之，人做一件坏事也不难，难的是一辈子做坏事，不做好事。知道这一点，大家以后分析自己周围的人大概率是什么样的，就能有一个大概的标尺和标杆。

这个世界上，既然有人"贪而不仁"，那么就有"贪而仁"的人。古今中外，这种人很多，他们运用各种方法攫取财富、物质、土地、权力，但同样也舍得付出，这叫"为富而仁"。还有一种人是"不贪而仁"，比如，我经常看到报道

在贪的基础上，从来不会付出自己的任何物质或能量给别人，这就是"贪而不仁"。

一个人贪、不停地索取，而且对别人没有任何付出，基本上就被判定为太阴之人。

人做一件坏事也不难，难的是一辈子做坏事，不做好事。

61

说，有一种人是靠捡破烂谋生的，但他攒了一笔钱捐助给学生。

太阴之人是"贪而不仁"，这种人在贪的过程中很嗨，但如果你让他付出，他就会很痛苦。但我们不从道德上评价这种人，只从能量结构级别上来分析。

我见过收破烂的老太太，她把整个楼道和家里堆满了破烂，并且乐此不疲，周围的邻居都受不了那种味道；很多人也发现自己的父母舍不得丢很多老东西、老物件，这些东西全在家里堆着，没有任何用，而且，如果一说超市有免费鸡蛋、降价的油，大家就会扑过去抢。这就是因为他们缺爱，所以用这种方式弥补。

还有一种情况是：百万富翁、亿万富翁的孩子在超市里偷几块钱的东西，这些人不缺钱，要的是一种心理上的满足，只要你给他（她）免费或无条件的东西，他（她）才能达到一种快感；但如果你让他们去付出，通过努力工作去交换，他们就不快乐。

以上这些人的表现都是真实的状态，但很多人都在用意识掩盖，他本来是一个贪的人，但会假装不贪；他本来不爱别人，却会假装爱别人。我们观察人，一定要透过现象挖掘其本质。

太阴之人是"贪而不仁"，这种人在贪的过程中很嗨，但如果你让他付出，他就会很痛苦。

我们观察人，一定要透过现象挖掘其本质。

3. "下齐湛湛，好内而恶出"

如果你让太阴之人付出，比割他的心头肉还难受

梁冬："下齐湛湛，好内而恶出"，是什么意思呢？

徐文兵：我们先说"下齐"。古代实现通货膨胀的一个方式是什么？就是往铜钱里掺锡，因为铜的价格变高了，所以，铜就不够了，锡也是一种金属，但它相对便宜。

古人专门定义，一枚铜钱的铜锡比例中，如果锡超过三分之一，就叫"下齐"，也就是超了界限。铸同样规格的铜钱，其中的锡超过了原本的界限，铜钱就不值钱了。

太阴之人牛的地方在于，他是公开地往铜钱中掺锡，且超过了比例，而不是偷偷摸摸地这么干。

"湛湛"就是明亮的意思。太阴之人是光明正大地坑你、蒙你，他不玩阴谋，玩阳谋，公开掠夺。

抗战刚胜利的时候，一张金圆券能兑一个银元，后来就开始"掺水"，掺到最后，大家都拿一捆钱去买东西。上午发钱，下午就贬值，最后，整个金融系统就崩溃了。

"好内而恶出"，这句话最好理解，意思是你给我，我就要，这没问题；但如果你让我付出，就比割我的心头肉还难受。因此，这种人会公开向别人索取、掠夺，而且丝毫不知羞耻。

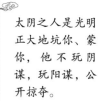

太阴之人牛的地方在于，他是公开地往铜钱中掺锡，且超过了比例，而不是偷偷摸摸地这么干。

太阴之人是光明正大地坑你、蒙你，他不玩阴谋，玩阳谋，公开掠夺。

4. "心和而不发,不务于时,动而后之,此太阴之人也"

太阴之人,表面上看不出其阴毒,任何时候都不改贪性,万事都让别人先上

梁冬: "心和而不发,不务于时,动而后之,此太阴之人也。"这句话是什么意思呢?

徐文兵: 这种人不是嚣张的人,而是表面上跟大家相处得非常好,你看不出他的阴毒,也看不出他对你的伤害,跟他相处的时候,你甚至会觉得这个人好像还挺好。

梁冬: 在平常大部分时候,这种人反而好像性情很稳定,较仁和,不发作。

徐文兵: 但其实越是这样的人越可怕。希特勒爱说一句话,"以前,我试图用发脾气控制人,但现在我不发脾气,他们也怕我",这就达到了那种境界。因此,相比较而言,我们要珍惜身边情绪有波动的人,他们还比较可爱。

梁冬: 什么叫"不务于时"?

徐文兵: 就是说不管时事有什么变化,他这种贪的本性、不爱人的本性都不会改变。比如,大洪水来了,大家都逃难,太阴之人带着一块金子逃难,而他的长工带了几个馒头逃难,最后,他们都被困在了一棵树上。长工拿着馒头吃,如果你是一个识时务的人,看着时局不一样了,你就应该说:"我用金子换你一个馒头。"但这个太阴之人宁可饿死,也不

这种人不是嚣张的人,而是表面上跟大家相处得非常好,你看不出他的阴毒,也看不出他对你的伤害,跟他相处的时候,你甚至会觉得这个人好像还挺好。

相比较而言,我们要珍惜身边情绪有波动的人,他们还比较可爱。

用金子换馒头，他不会随着时局的变化，改变自己的本性。

再举一个例子，比如天下饥荒，饥民遍地，哀鸿遍野，只有你们家有粮、有钱，这时你准备做什么？但凡一个识时务的人，都会拿出一些钱粮赈灾，让大家有一条活路，有口饭吃，但太阴之人绝对不会这么做。这种人的结果，就是饥民把他们家烧了、抢了。

中国古代几千年的社会变动，都是开始好，随后土地兼并，"贪而不仁"的人越来越多，养出了一批贵族，他们吃喝无忧，但底层的老百姓衣不蔽体，最后到了一个周期，就会掀起一次大的起义或暴乱，然后又均分一下……

如果有这种识时务的人，或社会形成一种机制，也不说均贫富，就是不让别人死。"朱门酒肉臭，路有冻死骨"是不对的，而且这种极端的贫富不均，也会让社会不稳定。

作为一个人，我们活在世上，肯定要跟人打交道，但没必要跟那么多人打交道。当你真正遇到困难或需要帮助的时候，你看看通讯录、朋友圈，有几个人愿意把钱借给你？所以，交朋友一定要有限制，不要泛泛而交，可与言者，不过二三。

此外，我们跟别人打交道，一定要停留在意识层面，因为意识层面的交往有一种防范，有一种保障的安全距离。

中国人有一个特点，突破意识层面后，就开始论感情，比如老乡，但出门在外，背后捅刀子的大多是老乡；再比如同学、校友，涉及情感层面的事，一旦把握不好，就会所遇非人，特别容易受到伤害。

我们现在讲的《通天》中的分法是粗分法，而《阴阳二十五人》的分法是细分法。从分法的类型来看，《通天》偏重天道，讲的是无形的能量；而《阴阳二十五人》结合地理，

"朱门酒肉臭，路有冻死骨"是不对的，而且这种极端的贫富不均，也会让社会不稳定。

我们跟别人打交道，一定要停留在意识层面，因为意识层面的交往有一种防范，有一种保障的安全距离。

我们现在讲的《通天》中的分法是粗分法，而《阴阳二十五人》的分法是细分法。

形成了木星人、火星人、土星人……它有了方位，也就是说，在古代人员流动不是很发达的情况下，生活在以中原为中心的东、南、西、北各方的人，由于水土对他们的影响，加上"通天"的影响，形成了一种特殊的人。

《通天》完全讲的是"天道"，就是老天赋予他的能量，造成了太阴、太阳等人；而《阴阳二十五人》结合了地理，是一种具体的细化。

"动而后之"，就是太阴之人比别人的反应慢半拍。太阳之人肯定是动而先之，他在别人还没起跑的时候，就已经抢跑了；而太阴之人会让你们先跑，让你们先吃转基因，再看你们的反应，各有利弊。

"此太阴之人也"，这句话就把太阴之人概括了。

梁冬：这种人是汲取型人格，并且是极度汲取型人格，这种人通常都会有瘀塞的问题。

徐文兵：如果太阴之人的天命赋予他的能量，能平衡其汲取的这些东西，他就不瘀塞。太阴之人在没钱时会难受，也就是他在贪得不够的时候会痛苦；当太阴之人处于贪的东西跟自己的能量持平的状态下，他就活得很幸福。

《通天》完全讲的是"天道"，就是老天赋予他的能量，造成了太阴、太阳等人；而《阴阳二十五人》结合了地理，是一种具体的细化。

如果太阴之人的天命赋予他的能量，能平衡其汲取的这些东西，他就不瘀塞。

第五章

少阴之人：见不得别人好，不知感恩、报恩

　　你遇到了少阴之人，他是不知道感恩的；你遇到了太阴之人，正所谓"升米恩，斗米仇"，你给少点儿，他还会感激你，你一旦给多了，他就会无穷地索取。我们身边有很多这样的人，他占你的便宜，并且认为你的就是我的，我的还是我的。

经文：

少阴之人，小贪而贼心，见人有亡，常若有得，好伤好害，见人有荣，乃反愠怒，心疾而无恩，此少阴之人也。

1. "少阴之人，小贪而贼心"

少阴之人，以占小便宜见长

梁冬： 下面讲"少阴之人，小贪而贼心"。

徐文兵： 少阴之人的定性是负面的、阴暗的，但这种人与太阴之人的区别在哪里呢？

他的能量场没有太阴之人的大。太阴之人可以光明正大地贪，而少阴之人不是这样，他也贪，但贪得不多，而且他占点儿小便宜就挺高兴、挺满足，不像太阴之人要把真金白银得到手。少阴之人以占小便宜见长，这是第一个特点。

孔子说过一句话："唯女子与小人难养也，近之则不逊，远之则怨。"孔子肯定是受了某个女人的伤害后，才说出了这句话。当然，这并不是说天底下所有的女人都这样。但有些女人或有类似性格的男人，他们喜欢占小便宜，你给他大东西，他不敢动，反而给他一点儿小恩小惠，他就觉得挺高兴。我们用正常的理智分析，都觉得不大能理解，但这些人就是存在。

我的一位同学感慨，说他给老婆买了房子和车，且都过户到了老婆名下，家里也安了空调，但他老婆没什么反应。有一天停电了，家里很热，他用扇子给他老婆扇了两下，他老婆就非常感动。

我以前浅薄地认为，给老婆扇扇子就可以，其实不是，这是要在买了房子和车，且过户到老婆名下的前提下，还要

少阴之人以占小便宜见长，这是第一个特点。

孔子说过一句话："唯女子与小人难养也，近之则不逊，远之则怨。"

给她扇扇子，这就是深度撒娇。

再比如古代一户人家丢了大牲口，家里的女主人没什么反应，但若是家里的下蛋老母鸡丢了，她就会哭天抢地。

哪个更值钱显而易见，但哪个值钱是男人的思维，哪个让人动心是女人的思维。因此，我们很多时候一定要满足别人的小需要，其中的"小"就是在小事上，要让别人高兴，比如坐下来的时候，帮人挪下椅子；起来的时候，给人披上衣服……

少阴之人"小贪"就满足了，不像太阴之人是大贪。

"贼心"说的是这种人永远对社会有仇视感，永远对别人有种莫名的怨恨，也就是等着"眼见他起高楼，眼见他宴宾客"后，落实到"眼见他楼塌了"。这些人看到人们发达了，就等着"楼塌"，盼着别人倒霉，见不得别人好。

梁冬：所谓的幸福，就是看见别人不幸福的样子。

徐文兵：你有什么不开心的事，说出来让我开心一下。

我们很多时候一定要满足别人的小需要，其中的"小"就是在小事上，要让别人高兴，比如坐下来的时候，帮人挪下椅子；起来的时候，给人披上衣服……

在少阴之人的眼里，所谓的幸福，就是看见别人不幸福的样子。

2. "见人有亡，常若有得，好伤好害"

**少阴之人，见别人有难，就像自己得福；
喜欢暗害，幸灾乐祸……**

梁冬："见人有亡，常若有得，好伤好害"。

徐文兵："见人有亡"的"亡"有亡失的意思，比如别人家有人去世了，或别人丢了东西，这种人虽然没捡到别人丢的东西，但他就像捡到了一样高兴。还有一些人爱订报纸，就是为了翻到讣告栏，看谁死了，如果发现死的是熟人，他就会高兴半天。

作为医生来讲，我们见过各种各样的人，三教九流。其中很多人盼着你倒霉，而且见你倒霉，还会上去踩一脚，这样做他们就挺高兴。

"好伤好害"，就是这些人的行为举止特别有破坏性。比如很多时候公园里的灯莫名其妙地就碎了；共享单车的座椅莫名其妙地就被划了，车把也被卸了，然后被扔到河里；别人好好停在小区车位的车，没挡消防通道，他们上去就把车划一道口子……

少阴之人做这些破事，也不为钱，只是为了让自己高兴，而且这些人不仅喜欢亲自做，他们还喜欢看。比如有人出了车祸，倒在了地上，他们就去围观，既不伸手救人，也不帮人打120，看着别人受罪，他们就高兴。

曾经，有人把虐猫、虐狗的视频传到网上后，有一大批

> "见人有亡"的"亡"有亡失的意思，比如别人家有人去世了，或别人丢了东西，这种人虽然没捡到别人丢的东西，但他就像捡到了一样高兴。

> 少阴之人做这些破事，也不为钱，只是为了让自己高兴，而且这些人不仅喜欢亲自做，他们还喜欢看。

人专门订购这些视频，他们看完后就很开心。从道德上讲，这些人都是病态的；但从医生的慈悲心角度来讲，我们不会从道德上谴责他们，只是说他们出偏了，阴暗的东西太多。

之所以指出这种人，目的就是通过中医的调理，比如扶阳，调理脾胃，调节整个身体的气机，让他们最后改变，并且成为阴阳和平之人。

梁冬：太阴有太阴经，比如手太阴、足太阴，少阴也有少阴经。请问经络的太阴、少阴和人的太阴、少阴是什么关系呢？

徐文兵：完全是两码事，是两个不同的概念。这就是我们学中医时，经常会遇到的一个困扰——同名异质。如果我们把它们搅和在一起，就会觉得莫名其妙，因为这完全是两套系统，经络的太阴、少阴是三阴三阳系统。

之所以指出这种人，目的就是通过中医的调理，比如扶阳，调理脾胃，调节整个身体的气机，让他们最后改变，并且成为阴阳和平之人。

3. "见人有荣，乃反愠怒"

少阴之人，见别人好了，气得不行……

梁冬："见人有荣，乃反愠怒，心疾而无恩，此少阴之人也。"

徐文兵：这种人看别人发达了，别人好了，他就气得不行，气得要死。

孔子说："人不知而不愠，不亦君子乎？""愠"就是心里的一种不高兴，"怒"则是指憋了一口气，这是两个概念。除了层级上的不同以外，愠和怒影响的脏器也不同，愠影响的是心，怒是肝。

愠和怒表现的不一样在哪里呢？愠是指一个人不高兴，而怒指的是这个人除了不高兴之外，还憋着坏，憋了口气，想做点儿什么。比如高考结束，别人的录取通知书已经到了，而你的还没到，你会有什么反应？

能量结构不一样的人，反应完全不一样。

正常的阴阳和平之人，我们叫"慈心"。现在，大家都讲"慈悲"，"慈"是为别人的好事而高兴，"悲"是为别人的痛苦而感到伤心。一个人能做到这点，我们觉得好像很正常，其实不是，因为很多人都是装出来的。

我现在正在往阴阳和平的路上走，所以，我越来越爱分享别人的喜悦，看见梁爷讲《庄子》讲得好，看见一个个同行的医馆建起来，我就高兴。为什么呢？因为我高兴的前提，

愠和怒表现的不一样在哪里呢？愠是指一个人不高兴，而怒指的是这个人除了不高兴之外，还憋着坏，憋了口气，想做点儿什么。

正常的阴阳和平之人，我们叫"慈心"。现在，大家都讲"慈悲"，"慈"是为别人的好事而高兴，"悲"是为别人的痛苦而感到伤心。

73

是自己拥有足够的实力，别人对我造不成伤害。所以，你想做到道德上的慈爱、慈悲，那么你的背后一定要有能量的支撑。如果你做不到，别人有好事，你除了不高兴、生气，可能还想憋坏，再把这人弄伤、弄坏。

梁冬：尊严来自实力，有实力才说实话。因此，"性格"这个词，除了有好坏之分，其实还有能量高下之分。好坏是加了人为的道德评判，比如，曹操的能量极强，但在中国人的评价系统中，认为他是一个奸臣，大白脸；诸葛亮六出祁山，没有打一次胜仗，但我们对他的评价特别高。

徐文兵：这可能跟写《三国演义》的人有关，有一篇文章讲，罗贯中以前就是一个账房师爷，也就是随军的师爷。在某种程度上，他用诸葛亮寄托了自己心目中这类角色的完美形象，这就是一个投影。

我小时候也听三国，但听着听着，就发现自己好像被带偏了，刘备那么厉害，关羽那么义薄云天，张飞那么勇猛，诸葛亮那么有智慧，结果为什么他们先倒下了呢？

而且他们塑造的道德形象是装出来的，四川不是刘备的，而是他亲戚的，他进去后就把人灭了。刘备在四川用了很长时间收买人心，因为刘璋的手下不服他，所以，他树立了一些道德标杆，比如某某义薄云天。

后来，刘备投降了，尽管他说了一句"降汉不降曹"，但他并不是汉家的对立面，他明明就是输给了曹操。中国人的"春秋笔法"，很多时候能把白的说成黑的。我长大后才琢磨过来，自己好像被带偏了，现在我反而欣赏曹操。

你想做到道德上的慈爱、慈悲，那么你的背后一定要有能量的支撑。

尊严来自实力，有实力才说实话。

中国人的"春秋笔法"，很多时候能把白的说成黑的。我长大后才琢磨过来，自己好像被带偏了，现在我反而欣赏曹操。

4. "心疾而无恩，此少阴之人也"

少阴之人，"升米恩，斗米仇"

梁冬： 接下来是"心疾而无恩"。

徐文兵： "疾"通"嫉"，就是见不得别人好的意思。"无恩"有几个方面的意思：第一，别人对他好，他觉得是应该的；第二，他永远不知道报恩，也不会感恩，报恩的前提是感恩。

现在，我最烦的就是不改变人的能量层次，总是从意识上教育人们，你要学会感恩，你要去报恩。我觉得自己还没索取够，觉得他给我的还不够，感什么恩？或者说，他给我是应该的，他们家那么有钱。

梁冬： 我想起小时候，三年级就学人抽烟，现在觉得三年级其实挺小的，但那时候觉得自己挺大的。结果，被老师发现了，当时老师在每个人的嘴里塞了二三十根烟，直到我们抽到饱为止。最少在之后的一二十年里，我看见烟就恶心，但现在的老师不敢这样做了。

徐文兵： 这种方法是有历史的，以前北京的糕饼店招聘伙计，这些伙计都是穷人家的孩子，而糕饼店里的糖、油都是好吃的，老板想从人性的角度管理，让他们不偷嘴，那是不可能的。那会儿没有监控器，怎么办？老板就让伙计来了后，一天不吃饭，到了晚上，再把刚出锅的热腾腾的点心、油饼端上来，让他们敞开吃，他们吃完后就上吐下泻。此后伙计们看见糕点就恶心，一辈子都不偷吃了。

我讲这个故事就是告诉你们，现在晚上那么吃喝，其实是在毁自己。如果你想永远对食物保持食欲，并保持食物对身体的健康作用，那么你每次就少吃点儿。其实，那些伙计出现的症状是被诱发出来的，他们把热腾腾的、高糖、高油的食物吃进去，而且吃得很多，就诱发了急性胰腺炎。

梁冬：有种方法叫"倒仓法"，就是用牛肉汤催吐。古代的有钱人辟谷，用的就是往嘴里灌牛肉汤，直到吐为止的方法。

徐文兵：对"心疾而无恩"，我再多说两句，因为现在这样的人太多了。我看到过一个报道，影视明星孙俪资助了一个贫困地区的孩子读书，结果这个孩子除了不停地要钱之外，还提出了更高的要求，最后因为不满足，就在网上开骂。

大家记住，你遇到了少阴之人，他是不知道感恩的。你遇到了太阴之人，正所谓"升米恩，斗米仇"，你给少点儿，他还会感激你；你一旦给多了，他就会无穷地索取。我们身边有很多这样的人，他占你的便宜，并且认为你的就是我的，我的还是我的。

梁冬：从这个维度来看，我们也不要对这种人心生憎恨，只能怪自己没学过《黄帝内经》，不能及时发现。

徐文兵：而且我们没必要生气，你之所以生气，是因为自己用正常人的标准去要求他了。正常人的标准是什么？人都有弱的时候，弱的时候会遇到贵人，贵人拉你一把，然后你起来了；也有人虽然被贵人扶了，但上不去，于是就赖人一辈子；有些人被扶上墙后，做的第一件事就是感恩；也有人被扶上墙后，不承认别人的帮助，他认为是自己有本事。

比如《水浒传》中的陆虞候，他最开始在街上要饭，林冲识才，觉得这个人有武功，于是把他引见给了高太尉。结果，陆虞候和高太尉一起谋害林冲，最后火烧草料场的时候，林冲把刀架在他的脖子上，他说："你杀了我吧，我不除你，我就混不上去。"这种人知道自己在做什么，而且无怨无悔。

这种人不可能对人感恩，因此，第一，祝愿你不要遇见这种人；第二，即使你遇见了这种人，也不要想改变他，或者把他喂熟，因为白眼狼永远都喂不熟。

其实，这些都是我这么多年的经历。现在，我就能写出十个太阴之人、一百个少阴之人，这就是医生的特殊性。

我的能量场已经够大了，一般人影响不了我，当然也有比我厉害的，他的能量场超级大。碰到这种人，我只能跟他说："对不起，我治不了您的病，请另请高明。"如果不自量力地冲上去，你不但治不好他的病，自己还会生一场大病，因为这是有感应的。

这不仅是物质上的传染，还有能量、心智上的传染。比如有的人一进屋，你就觉得"黑云压城城欲摧"；我的一位学生给一个痛风病人扎针，扎脚上的束骨穴和金门穴，针一进

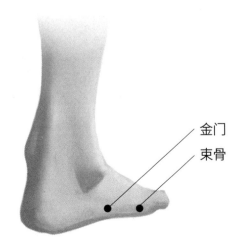

金门
束骨

去，寒气就出来了，当时他就起了一层鸡皮疙瘩，他感受到的就是病人的能量。

你会不由自主地被一个人的热情感染，也会不由自主被一个人的阴郁情绪感染，这是一种无言的交流。他没有说什么，往那里一坐，你就会觉得喘不上气。

你会不由自主地被一个人的热情感染，也会不由自主被一个人的阴郁情绪感染，这是一种无言的交流。

他没有说什么，往那里一坐，你就会觉得喘不上气。

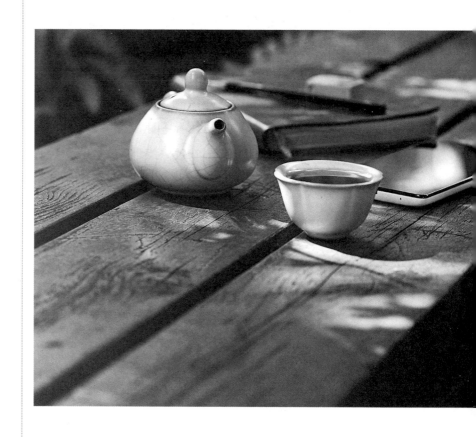

5. 病人有选择医生的权利，医生也有选择病人的权利

梁冬：作为一名大夫，你平常怎么"自保"呢？

徐文兵：我的观念是，病人有选择医生的权利；同样，医生也有选择病人的权利。比如我们的私人门诊，没有医保，可以接待各种病人，但我们是预约门诊，需要提前咨询，预约登记，不是你敲门就能进的，这是我们的第一道防线。

我有几种病人不接。第一，不接癌症病人，这并不是歧视，而是我的能力有限，我不愿意耽误病人，但我会推荐一些中医界中能治癌症的人；第二，不接超过一定岁数的病人，因为我们没有急救设备。正所谓"七十不留宿，八十不留饭"，意思是超过七十岁的老人在你家过夜，你就要小心；超过八十岁的老人在你家吃饭，你更要小心，说不定他就"过去"了，你也说不清楚。因此，我们要有一套挑选病人的机制。

然后就是保持谦卑，你不能认为自己出名了，大家都找你治病，就觉得自己了不起，因为我知道自己能治什么病，擅长治哪些病，不能治哪些病。比如我可以治某种程度上的抑郁症，而不能治所有的抑郁症，像那种出现自杀行为的抑郁症，就不太好治；再比如精神分裂症，我也治不了。很多人以为我是全能的，慕名而来，其实我不是。

我每天接诊一二十个病人，并且每个人都感应后，我会

病人有选择医生的权利；同样，医生也有选择病人的权利。

你不能认为自己出名了，大家都找你治病，就觉得自己了不起，因为我知道自己能治什么病，擅长治哪些病，不能治哪些病。

去站桩、泡温泉、休假。因此，现在我越来越淡出江湖了。

梁冬：如果一个病人泡过温泉后，把水换了，我再进去泡，是否有影响？

徐文兵：看病要进入一种状态，也就是说，如果你打开雷达去探测敌机，你就有可能被反雷达导弹跟踪。换句话说，如果我不开机，你就感染不了我。

医生的高尚在于他会用心，用心就会感应，你就会进来，如果你的能量特别大，他就会受伤害。而我完全可以做到不用心，但不用心，只用纯粹的意识和经验看病，诊断结果就不会那么精确，治疗效果也不会那么好。

我母亲的老师是大同名医马衡枢先生，他以前住在四合院给人看病，他们家的门口有一道影壁。病人过影壁，如果他感到心慌，他就不敢看，即便病人是正常走进来的；反之，如果他没感到心慌，即便病人是被抬进来的，可能病得很重，他也会治。这就是医生的一种感应。

这个世界上的病人，经历各种阅历或因缘，让自己患上了病，但医生只能解决他的一部分问题，而大多数问题，医生是解决不了的，因此，医生必须有这种感应。

梁冬：在开和合之间，如何做到切换？

徐文兵：这有点儿像问影视演员："你什么时候入戏，什么时候出戏？"我在其他任何场合，是不会给人看病的，比如在饭桌上，有的人让我给他号脉，我就会说自己没带东西。这种东西不是一件物品，而是一种状态。所以，我只在自己的诊所，并且穿着白大褂，进入那种状态的时候，才会给人看病。

梁冬：需要用一些道具，来锚定自己的意识吗？

徐文兵：戴面具、脸上涂油彩，这些都是帮助你入戏、进入某个状态的方法。大家要彼此尊重，如果你在饭桌上让我给你看病，这就是不尊重我，同时也是不尊重你自己。

梁冬：我们测试了一款很有意思的产品，就是一个拥有很微弱的电流的小机器，它可以测到你马上要入睡的时候，并且在这时电击你，你就必须做一个手势——扣两下，它才会停止，然后你就睡着了。当你扣了二十一天后，你只要用手一扣，自己的精神就会觉得：我要进入睡眠状态了，这就是意识锚定的过程。

戴面具、脸上涂油彩，这些都是帮助你入戏、进入某个状态的方法。

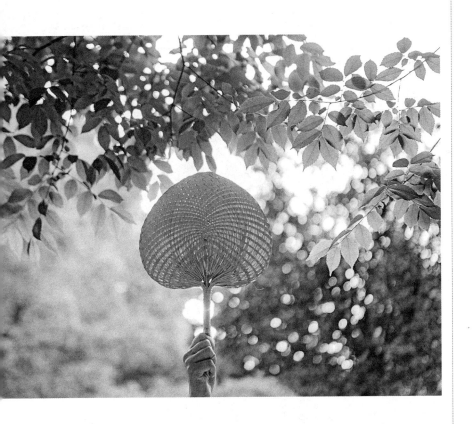

如果你在饭桌上让我给你看病，这就是不尊重我，同时也是不尊重你自己。

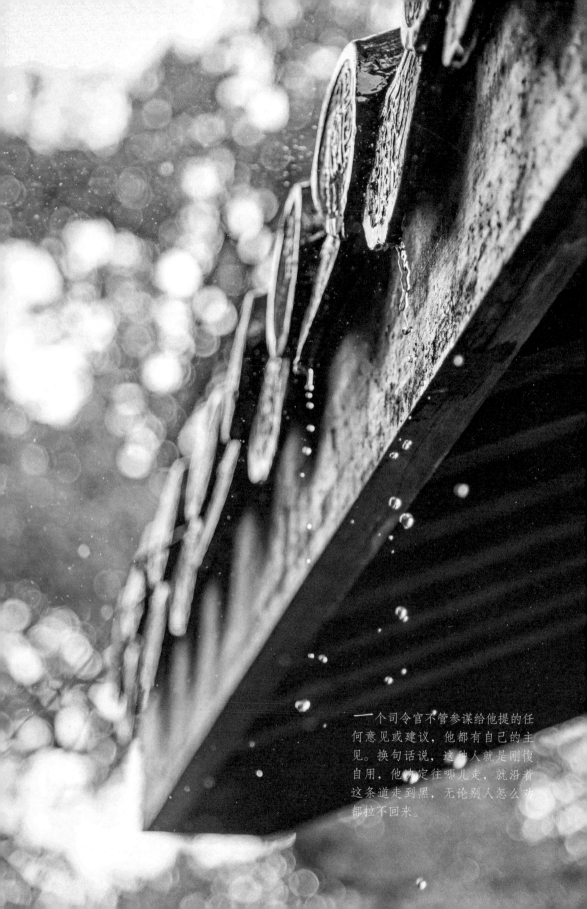

一个司令官不管参谋给他提的任
何意见或建议，他都有自己的主
见。换句话说，这种人就是刚愎
自用，他决定往哪儿走，就沿着
这条道走到黑，无论别人怎么劝
都拉不回来。

第六章
太阳之人，
非常适合当领导

太阳之人非常适合当领导，而且是一个很有决断力的领导，在做了决定后，会义无反顾地去做。

经文：

　　太阳之人，居处于于，好言大事，无能而虚说，志发于四野，举措不顾是非，为事如常自用，事虽败而常无悔，此太阳之人也。

1. 中庸之道是避开两个太极，在中间求得一种稳定、平衡、长久的发展

梁冬：本章我们开始学习太阳之人。

徐文兵：先复习一下，前两章我们讲了太阴之人、少阴之人。太阴之人是明着黑你，而且贪得无厌；少阴之人是阴着来，没有那么大的能力去害人，他看见人倒霉还是会高兴，虽然这对他不一定有好处，但他心里恶的能量能被释放。

"眼见他起高楼，眼见他宴宾客，眼见他楼塌了。"这种心理就是恨人有，笑人无——在别人发达的时候，他就恨；在别人倒霉的时候，他就高兴。在混乱或互相斗争的年代，那些贵族建立起来的文明把形而上的东西毁掉了，这就是小人得志的年代，是善人终生痛苦的年代；而在太平盛世，小人是痛苦的，因为"眼见他起高楼，眼见他宴宾客"，但眼不见他楼塌。

小人盼着别人倒霉，但别人都是在经历辛苦的创业后，享受到了相应的回报。小人盼着别人遭难，甚至给人使坏，但他使坏之后，别人还没倒，他就会痛苦。

《黄帝内经》把这两种阴的人放在前面讲，其实是有深意的。我们经常说要扶正、祛邪，我发现很多重病之人其实也要先祛邪。你跟别人相处后，不说要维护好跟谁的关系，但要先清楚自己疏远谁。如果你的身边总有一个盼着你倒霉，明着、暗着想害你的人，你就没必要维系这段关系。

> "眼见他起高楼，眼见他宴宾客，眼见他楼塌了。"

> 小人盼着别人遭难，甚至给人使坏，但他使坏之后，别人还没倒，他就会痛苦。

> 我们经常说要扶正、祛邪，我发现很多重病之人其实也要先祛邪。

我们要嗅到这种气息，闻到这种味道，然后让自己在后天的意识上做出判断，远离这种阴人。

梁冬：所谓舍得，就是先舍后得，我们先把不好的阴舍掉，才能让阳气进来。

徐文兵：就像老话说的"补锅之前先刷锅"，我们把锅里的污渍、锈蚀去掉，才能发现裂纹，然后修补。

下面，我们接着讲另一个极端——太阳之人。

"太"的意思是很大或大到了极致，而且"太"比"大"多一点，所以，太是大的极致。我们经常说"太极"，但很多人不知道太极是什么意思。比如夏至、冬至的状态叫"太"，夏至是阳极而生阴，冬至是阴极而生阳，这是两个极端。事实上，两个极端都不好，比如南极、北极，大多数生物在那里都无法生存。

中国人讲的中庸之道是避开两个太极，在中间求得一种稳定、平衡、长久的发展。

所谓舍得，就是先舍后得，我们先把不好的阴舍掉，才能让阳气进来。

"太"的意思是很大或大到了极致，而且"太"比"大"多一点，所以，太是大的极致。

2. "太阳之人，居处于于"

太阳之人不会住小房子，一定要住大宅子

徐文兵：第一句话叫"太阳之人，居处于于"。"居处"有两个含义，一个是生活的地方，另一个是工作的地方。

"居"和"处"的含义有所不同，"居"指的是生活起居，也就是你的家大概是什么样子，或你在家是什么样子；"处"指的是工作。《岳阳楼记》中有一句很著名的话叫"居庙堂之高则忧其民，处江湖之远则忧其君"，说的就是两种不同的状态。

"于于"是什么意思？这是一个叠音词。人们认为语言能表达很多东西，但其实语言是很苍白无力的，因为很多情感或很微妙的东西是很难用语言表达的。有一首英文歌叫《More than i can say》（《爱你在心口难开》），也可以直接翻译成"道可道，非常道"，意思就是语言表达有时很苍白无力。

聪明的古人为了克服这个缺点，发明了一种叠音词（把两个字放在一起），就不是表意了，而是表一种感觉、氛围、情调。比如当我们把狗叫"狗狗"的时候，你脑海里马上就会浮现眼巴巴望着你的可爱狗狗的形象。

现在流行一个词叫"小姐姐"。如果你把一个女生叫"小姐"，她就会特别不高兴；但如果你把一个四十多岁的女性叫"小姐姐"，她就很开心。山西话中有很多词表达这种情感，北京人形容一个人做事慢叫"肉"，而山西人把情人叫"肉

"居"和"处"的含义有所不同，"居"指的是生活起居，也就是你的家大概是什么样子，或你在家是什么样子；"处"指的是工作。

人们认为语言能表达很多东西，但其实语言是很苍白无力的，因为很多情感或很微妙的东西是很难用语言表达的。

肉"，把穿鞋叫"板板"，在"淘宝"上称呼人为"亲"。

其实，"居处于于"中的"于于"，它的发音跟我们的呼吸吐纳有直接关系，"于"字给人一种特别深远悠长的感觉，而且在训诂考证或其他参考文献中，"于于"这两个字都是广袤和深远的意思。

"居处于于"的意思是，太阳之人不会住小房子，一定要住大宅子。唐朝刘禹锡在《陋室铭》中写道："苔痕上阶绿，草色入帘青。谈笑有鸿儒，往来无白丁。"这就说明刘禹锡不是太阳之人，因为他跟颜回一样："一箪食，一瓢饮，在陋巷，人不堪其忧，回也不改其乐。"这句话的意思是，不管我的居处多么简陋，多么小，多么狭窄，多么破旧，我自得其乐。但如果你让一个太阳之人住这种地方，他会觉得憋屈，因为小屋容不下他的阳气释放出的气场，而且他追求的是排场，大、高、深。

古代在开国的时候，很多人建故宫，或把故宫重新利用，这是一种气魄；而在亡国的时候，罩不住那种气场，就是另一种气魄。之前，我在海南玉蟾宫拜见张至顺老道长的时候，我看他的屋子里写了两个字——"方丈"。

我就问道长："为什么道家要用和尚的话？"我现在还记得老道长当时的样子，老道长留着山羊胡，用河南和陕西的混合方言说："什么佛家，这是我们道家的。"我接着问他："什么是道家的？"他说："道家把心叫'方寸'，也就是'斜月三星洞'，你的心是一粒方寸，你能罩住气场的屋子就叫'一粒方丈'。因此，道士或道人修行的屋子就叫'方丈'。又比如敲木鱼，道家比佛家敲得早……"

我还问过道长一件事："道家这么好，但现在信的人却很少，而且道士经常没人供养，他们没饭吃，不得不去辟谷修仙。"

　　道长胡子一撅，问我："海里的龙多，还是鱼多？"

　　我回答："鱼多。"

　　后来，我遇见了黄剑，他又给我补充了一个版本，道长跟他说的是："山里的灵芝多，还是蘑菇多？"后来我一想，觉得很有道理。

　　太阳之人是要求排场奢华的，他们要求自己住的地方是大的、豪华的，办公室的面积肯定是超标的。他出门一定要有排场，前呼后拥，否则他就会不舒服，这就是"居处于于"。

太阳之人是要求排场奢华的，他们要求自己住的地方是大的、豪华的，办公室的面积肯定是超标的。

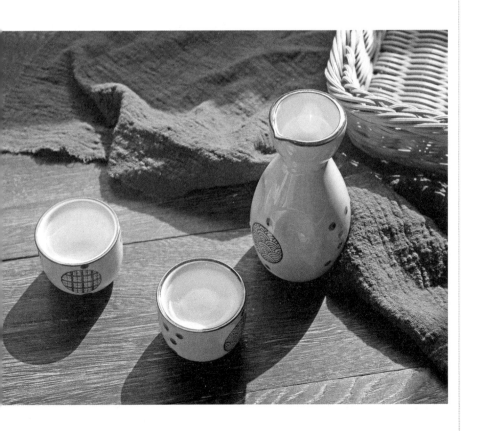

他出门一定要有排场，前呼后拥，否则他就会不舒服，这就是『居处于于』。

3. "好言大事，无能而虚说"

能不能做成大事，不仅取决于能力，还关乎天时、地利、"积分"

你不自在的原因是什么

梁冬： 下一句是"好言大事，无能而虚说"。

徐文兵： 有一段时间，各个咖啡馆里坐的都是谈论比特币、区块链，并且一谈就是几个亿项目的人。很多人不管能不能做到自己说的事，他在宏大叙事的时候，其实沉浸在了一种快感中。

当年，很多人认为马云是胡说八道，结果他做到了。好言大事的人中有胡闹的，也有无能而虚说的，但我们是理解不了他们的层次的。

梁冬： 有一天，一个同学问了我一个问题，他说自己正在创业，而创业即融资，融资即创业，就是说，所有创业的路上都在融资，一轮一轮地融。他有时候都很怀疑自己到底是"马老师"还是"贾老师"。

我说："如果你做成了大事，你就是'马老师'；如果你没做成大事，你就是'贾老师'。而你能不能做成大事，不仅取决于你的能力，还关乎天时、地利、'积分'。"也就是说，有的人拥有足够的"积分"，而且他在合适的时间，做了合适的事，他就可能呈现出那个象。

> 好言大事的人中有胡闹的，也有无能而虚说的，但我们是理解不了他们的层次的。

> 有的人拥有足够的"积分"，而且他在合适的时间，做了合适的事，他就可能呈现出那个象。

有的人既有少阳之象，又有少阴之象，偶尔还有中正平和之象。

徐文兵：中医把这种情况称为寒热交杂，西医叫 Bipolar（躁郁症），polar 就是两极的意思。在这个时间段，他可能特别抑郁，痛不欲生，觉得活得一点儿意思都没有；但在下一个时间段，他就觉得生活充满了阳光，一切都充满了可能，自己也非常高兴。他就在这两种极端间不停地来回变化。

五种人格都俱全的人，西医叫"多重人格综合征"。现在，一个人的身上最多有四十几种人格，他一会儿是这样的，他说的话，说话的语调是一种状态；但他在另一个时间段是另一种状态，这就是对人性更深层次的揭示。

一般人认为西医说的"多重人格综合征"，是科学的；中医说的"失神""附体"，是不科学的。其实，中医和道家对这个东西是有研究的。为什么我们要"独立守神"？为什么我们平时说要活得自在？你不自在的原因是什么？就是因为有"他"在，而且可能有很多个"他"在。

每个人都应该知道自己是什么样的人

梁冬：现在，离婚的人越来越多了，就会有人质疑，你发现过自己吗？你了解自己吗？你对自己的生活有勇气吗？以前，我们可能会认为自己不合群，但现在可能是真正发现自己的开始。

徐文兵：有句老话叫："人过一百，形形色色。"就是说，在一百个人中，肯定有几个是太阳之人。如果太阳之人赶上了天下大乱，他可能就是乱世中的英雄，甚至成为一代君主；如果太阳之人处于太平盛世，他就有可能很快成为流氓或黑

有的人既有少阳之象，又有少阴之象，偶尔还有中正平和之象。

五种人格都俱全的人，西医叫"多重人格综合征"。

如果太阳之人赶上了天下大乱，他可能就是乱世中的英雄，甚至成为一代君主；如果太阳之人处于太平盛世，他就有可能很快成为流氓或黑社会头领。

社会头领。

时运就是天、地、人，再加上他本身具有的能量，可能造就一段传奇或故事。从中医的角度来讲，他更关心的不是建功立业的状态，而是他作为一个普通人的幸福感，也就是说，你大概是一个什么样的人，我对你有一个基本判断，再把你放到一种什么样的状态下，你会做出什么样的事。

有部电视剧叫《激情燃烧的岁月》，讲的是石光荣参加了抗日战争、解放战争、抗美援朝，他是一个英雄，但他到了和平年代后，就觉得自己活得很憋屈，处于一种没事干、很苦闷的状态。

每个人都应该知道自己是什么样的人，然后去找一种适合自己生存的环境。

梁冬：加拿大、北欧一些国家的人平时已经很幸福了，但人们普遍幸福后，就没有快乐了。因此，政府就要发一些新东西，让大家感到生活的快乐和意义。

徐文兵：这种自由发展，非常符合道家的理念——"各从其欲，皆得所愿"。这时你就会发现，中国古代社会非常文明、高级，而且不是装出来的，是人们在狂欢后，发现这条享受生活的美好之路对人的消耗更少，而且还有乐趣，走得更长。

对因为打游戏导致身体出现问题的人，我有两个观点：第一，打游戏的孩子没有家庭幸福感；第二，父母没有在早期培养孩子的抽象思维能力，以及通过抽象思维获得快感的能力。

我小时候看的是小人书，在读完后，其中所有的场景都会在我的脑海中浮现。我母亲的任务就是拎着我的耳朵让我出去玩，但我觉得出去玩没意思，读书很有意思。我有了这种快感后，就对玩游戏没了兴趣。

抽象思维能力正是在舍的状态下获得的一种感觉。比如我琢磨出"咳"和"嗽"是有区别的，而且找出了它们之间的区别，这对我来说是很有快感的事；牛顿发现了万有引力定律，当牛顿研究出苹果为什么会砸他的时候，他很有快感；阿基米德在浴缸里泡澡，他觉得溢出去的水跟自己的体积相当，然后他去测自己的体重与溢出去的水的体积的比例，最后，浮力定律就被研究出来了……

这就是古代先贤知道的通神和获得快感之道，但其他俗人没有走上这条路。因此，现在我们一提到爱情，很多人就想到荷尔蒙；一提到快乐，很多人就想到多巴胺，这些全是唯物的。

有一天，我发了一条微博："是你玩游戏，还是游戏玩你？"结果，评论下面就出现了接龙："你玩手机，还是手机玩你"……我们在玩游戏时，有种正向激励——你完全可以控制自己玩它的时间，以及一天的作息节奏；但它玩你就不一样了，这就是失神和守神的区别。

"善言古者，必有合于今"，如果《黄帝内经》中一直重复古人的话，对今天的生活没有任何指导作用，就没必要讲了，直接把它放到博物馆就行。因此，我们如今结合现实生活，来讲一下《黄帝内经》，也就是说，它对我们现在的生活是很有意义的。

德不配位，你就会受到伤害

徐文兵：现在，我们对很多人都有道德要求，却没有体谅他们的能量级别。比如我们让一个很虚弱的人去跑步，他

现在我们一提到爱情，很多人就想到荷尔蒙；一提到快乐，很多人就想到多巴胺，这些全是唯物的。

如果《黄帝内经》中一直重复古人的话，对今天的生活没有任何指导作用，就没必要讲了，直接把它放到博物馆就行。

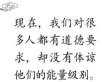
现在，我们对很多人都有道德要求，却没有体谅他们的能量级别。

有可能就一头栽在那里了；让一个能量特别强的人去跑步，他可能越跑越有快感。有能和无能在于"有"和"无"，而且它们是可以量化的。你达到什么样的能量级别，就说什么样的话，做什么样的事；如果你没有达到那个能量级别，就会出事。

现在，有一个词叫"德不配位"，意思是很多人幻想自己要有钱、有权，或达到一个什么样的位置，但如果你的能量跟这些事不匹配，你很可能就会受到伤害。比如，买彩票突然中了很多奖金的人，他驾驭不了这个钱，最后在花钱的过程中就会把自己毁掉。还有一种人是处于一个位置，但他没有与之匹配的能力，因此，他就会跟周围人发生纠葛，最后把自己毁掉。

如果一个太阳之人的能力跟他说的事是匹配的，那他就能成大事，能当领头羊。但大多数太阳之人处于一种"无能而虚说"的状态，而且他在"虚说"的过程中，还享受意淫的快感。

虚，就是不落实。你说的东西可能是一种方向或理论的架构，它落实到有形有质的物质上时，就实现不了，最后，完全是画大饼、空欢喜。

我上中学的时候，老师总是让我们抄一些格言警句，其中我印象中比较深的一句话是，"坐而言，不如起而行。"这句话的意思是，读书，就是要在把书读细后，去实践它。

很多人看到太阳之人侃侃而谈，他就非常兴奋和夸张，并且不管自己处于哪个能量层面，他就模仿。说到"读"，有人想到的就是成功学；说到比尔·盖茨，有人想到的就是退学……很多人看到别人创业成功，就想去复制别人的成功，

有一个词叫"德不配位"，意思是很多人幻想自己要有钱、有权，或达到一个什么样的位置，但如果你的能量跟这些事不匹配，你很可能就会受到伤害。

如果一个太阳之人的能力跟他说的事是匹配的，那他就能成大事，能当领头羊。

很多人看到太阳之人侃侃而谈，他就非常兴奋和夸张，并且不管自己处于哪个能量层面，他就模仿。

94

但他复制后却不知道粘贴在哪里。很多人无能就是因为他不是一个太阳之人，而是被太阳之人的火带动起来而导致的，最后演变成虚火，就会"虚说"。

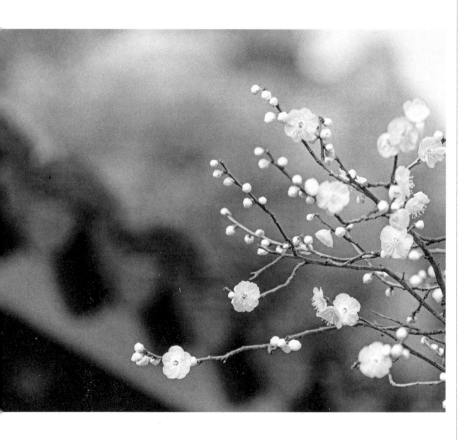

很多人无能就是因为他不是一个太阳之人，而是被太阳之人的火带动起来而导致的，最后演变成虚火，就会『虚说』。

4. "志发于四野，举措不顾是非，为事如常自用"

要先有志，再说这个志成不成

太阳之人胸怀大志，会做计划，有要达到的目标

梁冬：下一句是"志发于四野，举措不顾是非，为事如常自用"。

徐文兵：我以前讲过"志"，"志"有两个意思，一个是记忆，另一个是志向——对将来的期许。太阳之人胸怀大志，他们会做计划，有要达到的目标。

现在的交通很发达，从新疆飞到北京要四个多小时，从北京飞到广州也要三个多小时。于是，我就在思考古人是怎么征服天下的，并且如何统治这么大的国家。他们靠的就是胸中有丘壑，胸中有百万雄兵。

志向是让人做成具体大事的前提，如果你总想着自己只有三十亩地、一头牛，老婆孩子热炕头，那你是不会做大事的。我们要先有志，再说这个志成不成。不管是他想的，还是他做的，他肯定是站在这种层次和维度上来考虑、解决问题的。

太阳之人胸怀大志，他们会做计划，有要达到的目标。

我们要先有志，再说这个志成不成。

96

太阳之人决定往哪儿走，就一条道走到黑

梁冬： "志发于四野"不是问题，是不是"无能而虚说"才是问题。因此，太阳之人"举措不顾是非，为事如常自用"。

徐文兵： 太阳之人还有一个特点，有的人会手足无措，不知道手往哪里放，其实是他不知道该干什么，往哪个方向做。太阳之人行事有一个特点——"不顾是非"，意思是他在做任何事的时候，不会理睬别人说得对或不对。比如一个司令官不管参谋给他提的任何意见或建议，他都有自己的主见。换句话说，这种人就是刚愎自用，他决定往哪儿走，就沿着这条道走到黑，无论别人怎么劝都拉不回来。

"为事如常自用"，就是我说的刚愎自用。比如一家大公司的老总布置任务时，下面的人给他提建议，他说："我花钱雇你，是让你落实我的决定，而不是让你给我提意见的。你能做就做，不能做就走。"这就是领导出现了问题。

但我现在发现，很多人因为自己的能力、见识、格局、视野，限制了他的想象力，他根本无法理解他的领导处在那个位置要做的事。领导真正要带领一个团队，就要像以前流传的一句话："理解的要执行，不理解的也要执行，在执行中加深理解。"因此，太阳之人非常适合当领导，而且是一个很有决断力的领导，在做了决定后，会义无反顾地去做。

梁冬：《庄子》中也提到过，不同层面的人可以管不同量级的人。比如有些人管着一个村，有些人管着一个乡，有些人管着一个县，有些人管着一个省……不同性格的人在不同层面上有是非观念，对一些事，你在你的层面上看到的是是非，但他在他的层面上看到的是超越是非的。

太阳之人还有一个特点，有的人会手足无措，不知道手往哪里放，其实是他不知道该干什么，往哪个方向做。

很多人因为自己的能力、见识、格局、视野，限制了他的想象力，他根本无法理解他的领导处在那个位置要做的事。

太阳之人非常适合当领导，而且是一个很有决断力的领导，在做了决定后，会义无反顾地去做。

徐文兵：刘邦被项羽请去参加鸿门宴，项庄在宴会上借舞剑的名义要刺杀他，他被羞辱了，于是假装如厕跑了。在跑之前，他还在想要不要跟项羽告别，张良就跟他说："大行不顾细谨。"

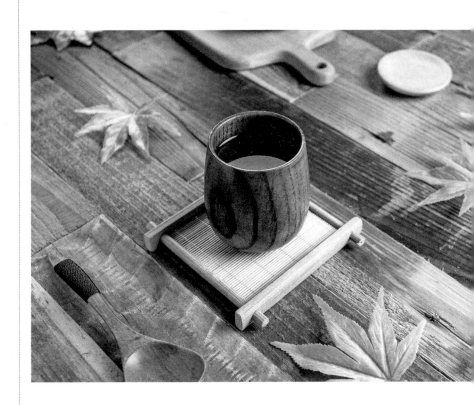

刘邦被项羽请去参加鸿门宴，项庄在宴会上借舞剑的名义要刺杀他，他被羞辱了，于是假装如厕跑了。

5."事虽败而常无悔，此太阳之人也"

太阳之人撞了南墙也不回头，
而且觉得自个儿头还不够硬

如果你特别悲观，就应该多靠近太阳之人

梁冬：太阳之人"事虽败而常无悔"，这是什么意思呢？

徐文兵：这是最高级的，为什么？普通人失败后，有两个特点：第一，他知错，知道自己做错了；第二，他认错，打掉牙往肚子里咽，然后改错。

现在，有很多知错不认错的人，虽然他知道错了，但会找其他理由，比如老天要下雨，其他人不配合，时机不对……他不从自己的身上找原因，因此，他不认错，就不会改错。

对太阳之人而言，即便他已经把这件事做得很失败，而且大家认为这件事做得不对，他也不这么认为，他压根不觉得这是错的，或者他认为这只是前进道路上的一个小插曲、小波折，甚至他会把错误当成胜利的预兆。

普通人撞了南墙会回头，见了棺材才会落泪，但太阳之人撞了南墙也不回头，而且觉得自己的头还不够硬，然后往后退两步，接着往上撞。太阳之人的气血会往上涌，容易患上一些病，比如脑溢血。

普通人失败后，有两个特点：第一，他知错，知道自己做错了；第二，他认错，打掉牙往肚子里咽，然后改错。

太阳之人的气血会往上涌，容易患上一些病，比如脑溢血。

99

中医的高明之处就在于身心不二，大夫看到病人是这种人的时候，就知道他的经络谁强谁弱，然后直接调理他的身体，当他的身体被调理完后，也就是他的虚火降下来后，他会认错。

我们认为，除非你有巨大的气场和能量，你才能在意识层面上打动一个人，而且你说的话也只不过是能量的延伸。

我见过很多能量比较大的人，当他犯错误的时候，周围的人不敢给他提意见，甚至说："我们见到他都要下跪磕头了。"这就是气场的问题。

太阳之人还有一个最大的道德缺陷——不怕别人死。"死道友不死贫道"是什么意思呢？就是他们不怕死，而且最后是让别人死，而他不死，所以，他没有什么后悔的。其实，这是一种特坏的人。

太阳之人有一个可爱的地方——永远乐观

徐文兵：最后一句是"此太阳之人也"，就是总结一下太阳之人的特点。

此外，太阳之人还有一个可爱的地方——永远乐观，即便他做事失败了，也不后悔，而且自己的信念还特别的坚定。

如果你特别悲观，就应该多靠近太阳之人，因为你可以用他的病态，弥补自己的不足。

我在北京中医药大学校办做秘书的时候，我们办公室有一个副主任叫王义夫，他是比我大三届的师兄，是我见过为数不多的一个永远乐观的人。

他不是太阳之人，而是一个阴阳和平的暖男。当你患上厌食症的时候，只要跟他一起吃顿饭，你就会觉得饭菜特别香。当时我偏忧郁、悲观，他听我讲这件事的时候就说："这还叫事？"也就是说，在他看到的所有问题中，都不存在阴暗面。

如果你的阳气不足或偏阴寒，你身边的太阳之人对你的身体、性格、成长都是有补益的。这就是一切为我所用，没有好，也没有坏。

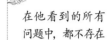

在他看到的所有问题中，都不存在阴暗面。

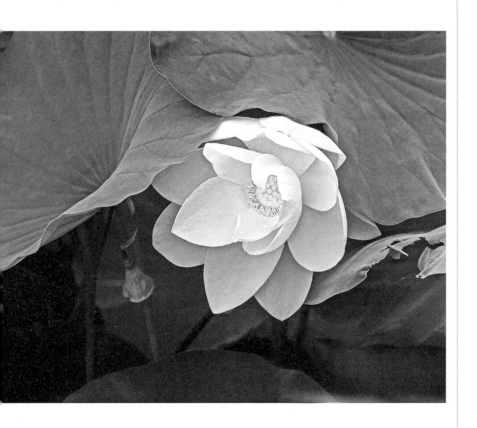

如果你的阳气不足或偏阴寒，你身边的太阳之人对你的身体、性格、成长都是有补益的。

6. 很多人变得凶悍、强大，是因为他没有人可以撒娇

其实，阴、阳是相对的，一个强悍的女人跟一个强悍的男人结合在一起，他们的家庭、事业会兴旺发达，也就是说，这两个能量场，你克不动我，我也克不动你，但我们还有交流，这种状态就是完全激荡。

徐文兵：很多人在很机械地学中医的时候，总是弄不清楚阴、阳。其实，阴、阳是相对的，一个强悍的女人跟一个强悍的男人结合在一起，他们的家庭、事业会兴旺发达，也就是说，这两个能量场，你克不动我，我也克不动你，但我们还有交流，这种状态就是完全激荡。

如果一个强悍的女人遇上了一个阳虚的男人，这个男人就完了。因此，太阴、少阴、太阳、少阳都是相对的，主要看你遇见了谁。

梁冬：那些强悍的女人应该和她的老公说："不是我的能量强，而是你的能量太弱了，把我一个温柔的女子生生逼成了一个阳刚的女子。"

徐文兵：很多人变得凶悍、强大，是因为他没有人可以撒娇。

很多人变得凶悍、强大，是因为他没有人可以撒娇。

梁冬：有一次，我采访海灵格奶奶，她说她发现了一个很有意思的现象，她认为中国的男性普遍缺乏阳刚的能量之气，这也许是因为很多中国男性都有一个非常强势的母亲，他无法从父亲那里接收阳刚的能量，而是从他的母亲那里接收了能量，而他的母亲不知道什么叫"强势的男人"。因此，她在做个案的时候，常常给很多中国男性提一个建议——多跟你的父亲交流，从你的父亲那里接收更多来自雄性的阳刚。

徐文兵：对这种现象，我印象最深的是张艺谋拍过的一部叫《老井》的电影，讲的是两个村子为了争一口井，最后，张艺谋跳进那口井里了。其实，张艺谋演的是一个很有血性的男人，但他因为穷，做了"倒插门"的女婿。到了那家后，他每天早上起来要给丈母娘和媳妇端尿盆，而且要自己去倒。

我们可以想一下，古代有多少制度把人变成了太监，阉割了他们的雄性，让他们变成了奴。但凡你不想当奴，就会被干掉，最后留下的都是一些曲意逢迎、掖藏自己的内心装孙子的人。

我觉得中国很多男人缺少父亲的能量，我看到的都是眼睛涣散、没有神的男人。

在一些国家，不管男人挣多少钱，女人都会给他尊严。我觉得中国很多男人缺少父亲的能量，我看到的都是眼睛涣散、没有神的男人。我们常说一些人是"中年油腻男"，其实，就是因为他们没有男人那种顶天立地的眼神。

梁冬：每位朋友都可以在这个过程中觉醒，可以观照旁边的人，也可以观照自己，但不要匆忙地进行道德上的判断，而应该在能量上予以同情。

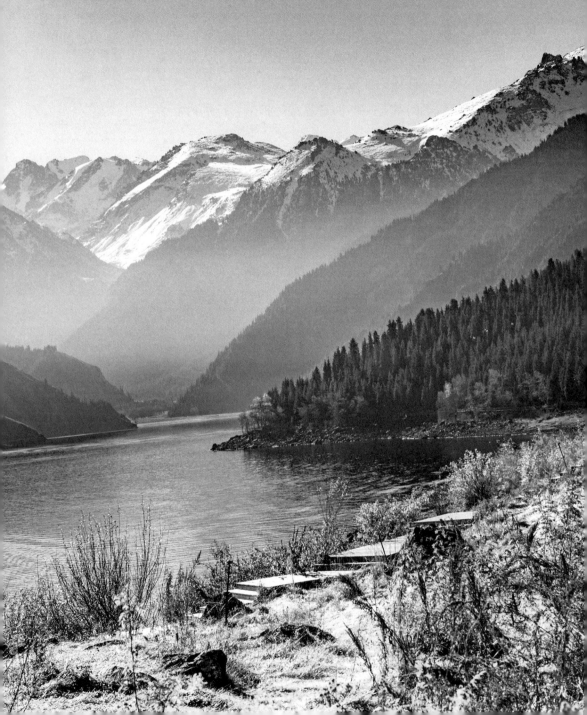

如果你遇到一个总是较真，喜欢刨根究底，并以此为荣、乐此不疲的人，那么基本上就可以判定，这个人是少阳之人。

第七章

少阳之人爱憎分明，
做事一板一眼……

少阳之人喜欢刨根究底，以追求事物的本源或真相为荣，并站在人群鄙视链的最高端，鄙视那些打马虎眼、是非不分、不讲究科学的人。

经文：

　　少阳之人，谍谛好自贵，有小小官，则高自宜，好为外交而不内附，此少阳之人也。

1. "少阳之人，谛谛好自贵"

少阳之人喜欢刨根究底，以追求事物的本源或真相为荣

梁冬：上一章我们讲了太阳之人，本篇开始学习少阳之人。"少阳之人，谛谛（shì dì）好自贵"。

徐文兵：总结一下，太阴之人和太阳之人都可以做大官，他们的气场强大，可以统治人群，但一个是负能量，一个是正能量；少阴之人和少阳之人，则分别偏普通人和小人。

不要认为他属于阳，他就不是小人，因为他会从另一个方面干坏事。因此，我们说的"太""少"，第一，指的是能量的多少；第二，指的就是方向。

"少阳之人，谛谛好自贵"，"谛"的本义到底是什么呢？古人观测天象，这里的"天象"指的不是星象，而是太阳，因此，"谛"的右上方是"日"，右下方是"定"，指的是古人用来测量日影长度的圭表。二十四节气就是太阳在运行轨道中偏北或偏南的时候，会留下或长或短的日影，日影最长时就是冬至。

如果我们测准了正南、正北，在当地中午十二点（午时正刻）的时候，日影和圭表应该是重合的。日影和圭表重合的那一刹那，就叫"谛"；如果日影和圭表没有重合，就叫"不谛"。

"谛"字有一个"言"字边，意思是需要通过意识的思考

太阴之人和太阳之人都可以做大官，他们的气场强大，可以统治人群，但一个是负能量，一个是正能量；少阴之人和少阳之人，则分别偏普通人和小人。

二十四节气就是太阳在运行轨道中偏北或偏南的时候，会留下或长或短的日影，日影最长时就是冬至。

或语言，来追究"谍"还是"不谍"。这也说明少阳之人的一个基本特点——较真，只要他遇见了，一定要分出是非对错，用不好听的话形容就是"有点儿矫情"，但他却认为这是一种追求真理、实事求是的良好品质。

这种人爱憎分明，做事一板一眼，从来不含糊、不马虎。

现在，我们经常说"帝国"，但大家没有意识到"帝国"跟"祖国"的区别。祖国可能跟祭祀有关，因为"祖"字的边上是"礻"，凡是"礻"字边的字都跟祭祀、通神相关。

梁冬："祖国"是男性的，"帝国"是女性的。

徐文兵：祖国的"祖"字带一个"且"字，"且"是象形字，意思是男根；帝国的"帝"则指的是瓜熟蒂落。母系社会最早的领导人就叫"帝"，因为她是女人，后来父系社会出现了，变成了"祖国"，人们就阴阳不分了。

"谛"指的是追求它的本源。

如果你遇到一个总是较真，喜欢刨根究底，并以此为荣、乐此不疲的人，那么基本上就可以判定，这个人是少阳之人。

梁冬：当我们站在不同的人种外，你会对所有不同的人产生一种同情。人与人先天就因为禀赋、气质、能量的不一样，才各有特点。

"人不知，而不愠，不亦君子乎？"也就是说，人与人之间互不理解，是最天经地义的事。

徐文兵：有人说过，人跟人是不可能互相理解的，正所谓"子非鱼，安知鱼之乐""子非我，安知我不知鱼之乐"。除非上升到一个脱离形体结构，上升到能量和神明的基础上，你才觉得原来自己是被操纵的，就像是电子游戏中被设定好的那个人，这时人可能就有了信仰。

梁冬："有朋自远方来"，如果两个人都能感受同一种东西，并产生了交流，他就不亦乐乎。而他的高兴可能来自两个人都超越了对当下我是谁的理解，并在一个共同的层面上，形成了共振。

徐文兵：古人认为，同门曰朋，同志曰友。如果两个人出自同门，他们可能就谈得来。而且"悦"字本身就是说高兴的意思，比如，"女为悦己者容"，说的就是女人容易被男人的花言巧语打动，至于男人长什么样，有没有钱，可能要放在第二位。

"谛好自贵"，就是说少阳之人喜欢刨根究底，以追求事物的本源或真相为荣，并站在人群鄙视链的最高端，鄙视那些打马虎眼、是非不分、不讲究科学的人。

古人认为，同门曰朋，同志曰友。如果两个人出自同门，他们可能就谈得来。

"女为悦己者容"，说的就是女人容易被男人的花言巧语打动，至于男人长什么样，有没有钱，可能要放在第二位。

2. "有小小官，则高自宜"

一定要让少阳之人做中下层的干部

少阳之人不能做大官

梁冬：下一句是"有小小官，则高自宜"。

梁冬：少阳之人适合做什么官？既然文中说了"小小官"，那么这种人肯定做的不是大官，为什么不能做大官呢？

第一，他的能量级别不够；第二，拘小节的人基本上都做不成大事。但很多人不拘小节，也做不了大事，因为不拘小节并不是成大事的必要条件。这就像吃素一样，它是修行的结果，而不是修行的手段。

梁冬：我见过很多没修行成功的人吃素，结果越吃越糟糕。

徐文兵：一些人是"胎里素"——从生下来就一直吃素；也有人认为自己吃素，可以站在鄙视链的最高端，鄙视所有吃肉的人，因此，他就毅然决然地吃素了。

事实上，如果你没修行到一定程度就吃素，于己于人都是一种伤害。为什么说"于己伤害"？因为动物性的脂肪和蛋白是你的身体需要的，如果你不能补充能量，营养就跟不上；于人不好的是什么呢？其实，这些人是偏执狂，他们就差在胸前挂一块吃素的牌子，以此证明自己是修行人，炫耀自己的道德或修养比其他人高。

我见过很多没修行成功的人吃素，结果越吃越糟糕。

事实上，如果你没修行到一定程度就吃素，于己于人都是一种伤害。

从这一方面讲，不拘小节不是让你成为干大事之人的一种手段，而是你能干大事，才看不上那些琐碎的东西，可以忽略许多提供给你的信息，然后直奔主题。

我再举个例子，有句话说"刀笔吏不可以为公卿"，也就是说，"小小官"当不了公卿，因为古代的官和吏分得很清楚。

中了科举后，你才能做官，而做官之人都有非常好的人文学识修养，他的格局、层次就跟普通人不一样；吏是什么？是你用自己的官俸或朝廷的拨款，雇佣的师爷、参谋以及其他帮忙做事的人，这些人只能服从你的意志，在你的指导下工作，而不能反过来。

比如一个人是神枪手，他的枪法很好，但你不能因此就让他指挥打仗。因为这些人很可能犯的错误，就是战术上胜利，战略上失败，他只会争夺眼前的蝇头小利，而忘记了更大的东西。

这就是为什么曾国藩、李鸿章都是文官，他们看待问题和解决问题的方法，跟武夫出身的人完全不一样。

《水浒传》中的宋江，就是最典型的"刀笔吏不能为公卿"。宋江原来是郓城县的一个小吏，每天就做一些文案、诉讼的工作，后来他凭借小恩小惠，聚拢了一帮兄弟，并被推举为梁山的头领。其实，梁山的前任头领晁盖是瞧不上他的。

宋江的格局和视野决定了他想走的路——招安。晁盖一死，他就把"聚义厅"改成了"忠义堂"，然后让会吹拉弹唱且长得帅的燕青，去汴梁勾搭李师师，再让李师师勾搭宋徽宗，最后达到被招安的目的。

从这些事来看，宋江的德行、能量、格局，完全不够资格做首领，也就是德不配位。他最后的结局是饮毒酒自尽，

不拘小节不是让你成为干大事之人的一种手段，而是你能干大事，才看不上那些琐碎的东西，可以忽略许多提供给你的信息，然后直奔主题。

有句话说"刀笔吏不可以为公卿"，也就是说，"小小官"当不了公卿，因为古代的官和吏分得很清楚。

从这些事来看，宋江的德行、能量、格局，完全不够资格做首领，也就是德不配位。

还拉着李逵垫背，其他几个厉害的兄弟都逃了，比如燕青、武松、鲁智深……其中一个还逃到了越南，当上了国王。

梁冬：如何跟这样的人相处呢？

徐文兵：比如说宋江，他是一个较真、在小事上下足功夫的人，你可以让他去监督，而且他完全可以胜任；如果你让他去团结人或带领一支队伍，他就完全做不了，因为这种人有洁癖，尤其是精神上的洁癖。

这种人"谍谛"，爱较真、追本溯源，还"好自贵"，总是处于"举世皆浊我独清，众人皆醉我独醒"的状态。

梁冬：如果一个人已经不小心成为这样的人，他该怎么办呢？

徐文兵：那就选择独处的方式，或像魏晋时期的名士们一样，每天谈玄论道，虽然互相看不上，但大家在一起也挺高兴。

> 这种人"谍谛"，爱较真、追本溯源，还"好自贵"，总是处于"举世皆浊我独清，众人皆醉我独醒"的状态。

少阳之人适合当参谋，给领导提建议

梁冬：如果一个人觉得自己已经是你描述的这种人了，他还有可能被改造成阴阳和平之人吗？

徐文兵：如果你想改，我们有解决方案，但大家需要记住，命不能改，运可以改。这就像我们十几年前说的，无论你是蝴蝶，还是苍蝇，这都是你的命，但你可以选择飞去哪里，厨房、厕所或其他任何地方。

当年曾国藩围剿太平军，屡战屡败，中间好几次想跳船自杀，好在被左右拦下了。其实，他活得很痛苦，长了一身牛皮癣，娶小妾是为了给自己挠痒痒。而且他每次打完败仗，还要向朝廷汇报，汇报时写的就是"屡战屡败"。结果，他手

> 无论你是蝴蝶，还是苍蝇，这都是你的命，但你可以选择飞去哪里，厨房、厕所或其他任何地方。

下的师爷帮他改成了"屡败屡战"。

这个师爷就是"刀笔吏"，为什么叫"刀笔吏"呢？因为以前的小吏都用刀刻竹简、木椟，后来才用毛笔写字。这些人的优点在于，他可以专注地在小处文字上的措辞、用语上下功夫，但在大的方向、格局上，他就会变得目光短浅。

梁冬：太阳之人是 I believe，少阳之人是 I don't believe。

徐文兵：也就是不相信，存疑。

如果少阳之人当"小小官"，还自命清高、自得其乐，他就挺好的，也不需要往上走了。

"高自宜"就是说，他会把你交付的工作做得非常好。对这种人，我脑海中浮现出的形象就是，在领导布置工作时，他会用一个小本记得非常清楚，而且他的桌面是整洁干净的，把东西归置得有条有理。此外，对领导交代的工作，他是有回音的，也就是告知领导自己完成的程度，且给领导提出有建设性的意见，因为他看得比较细。

以前有一个段子说，既聪明又懒的人，适合当司令。因为如果司令既聪明又勤快，往往会出现以下情况，对一件他认为很简单的事，他会对部下说："为什么你们用了这么的长时间还没完成？"这样部下就会跟不上司令的进度。因此，司令一定要是聪明而不勤奋的人，才不会对部下产生压迫感。

少阳之人就是既勤奋又聪明的人，这种人适合当参谋，给领导提建议，或及时发现很多问题，然后汇报给领导。因为领导做大事时，往往在小事上有所顾忌；而既不聪明又不勤奋的人，适合当部下，这种人在做事时不考虑问题，你让他怎么做，他就怎么做。

一般来说，既勤奋又聪明的参谋主要是督促部下干活，但由于他的权力不大，所以，有些部下就会偷奸耍滑、消极

如果少阳之人当"小小官"，还自命清高、自得其乐，他就挺好的，也不需要往上走了。

既聪明又懒的人，适合当司令。

少阳之人就是既勤奋又聪明的人，这种人适合当参谋，给领导提建议，或及时发现很多问题，然后汇报给领导。

怠工。因此，如果一百分满分，部下能达到五十分，领导就挺满意了，这基本也是现在一个好公司或好团队的最佳状态。

公司或团队最怕的一种人，就是既勤奋又愚蠢的人。这种人脑子不灵光，还总是特别勤奋地想把自己的想法付诸实践。

因此，我们一定要让少阳之人做中下层的干部。

梁冬：估计很少有人愿意承认，自己是既勤奋又不聪明的人，而且这种人通常不觉得自己笨，反而认为自己既聪明又勤奋。

徐文兵：愚和蠢是不一样的，愚是一个人在不知道往哪儿走时，就在角落里待着；蠢是一个人乱动，往往是成事不足，败事有余。那些不知道往哪儿走的人，在勤奋的参谋的督促下，在领导的英明指导下，至少他的方向是对的，即便懒点儿、笨点儿，也没关系。

公司或团队最怕的一种人，就是既勤奋又愚蠢的人。

愚和蠢是不一样的，愚是一个人在不知道往哪儿走时，就在角落里待着；蠢是一个人乱动，往往是成事不足，败事有余。

3. "好为外交而不内附，此少阳之人也"

少阳之人走到哪儿，就会把人得罪到哪儿

跟少阳之人亲近的人，基本上最后都离开他了

梁冬：接下来是"好为外交而不内附，此少阳之人也"。

徐文兵：少阳之人还有一个特点——远交近攻，意思是跟这种人不熟的人，或者跟他比较疏远的人，在初次见面时，会觉得他特别好；但跟他相处久了，就会觉得与这种人相处不了，这就是"好为外交而不内附"。

换句话说，这种人适合跟远距离的陌生人打交道，且乐于跟这些人打交道，跟他亲近的人，基本上最后都离开他了。甚至，有的人走到最后，必须坐直升机才能出来，为什么？因为路全被他走死了。

由于其较真、刨根问底又自命清高的性格，这种人走到哪儿，就会把人得罪到哪儿，而且他把人得罪后，自己还不觉得。

梁冬：这种人可用之而不可亲之。

徐文兵：你没办法跟一个有洁癖的人亲近，他可能连家门都不会让你进。如果你坐在他的床上，他可能把床单放进

这种人适合跟远距离的陌生人打交道，且乐于跟这些人打交道，跟他亲近的人，基本上最后都离开他了。

你没办法跟一个有洁癖的人亲近，他可能连家门都不会让你进。

洗衣机洗一遍。我治疗过一个洁癖特别严重的人，她老公用了她的洗衣机后，她直接把洗衣机扔了。因此，你没办法跟这种人相处。

这种人还有一个特点，越跟他亲近的人对他的评价越不高，但跟他不接触、比较疏远的人，以及跟他接触的时间短、接触的次数不多的人，就会觉得他特别好。

永远不要跟少阳之人亲近

徐文兵：现在是互联网时代，资讯比较发达。因此，我们经常会在网上看见很多少阳之人，他们不断地挑毛病、挑刺，然后穷追不舍、刨根究底。其实，我认为，无论是做学问，还是做其他事的人，他的身边需要有这样的诤友、佐臣（总是给你提不同观点的人）。少阳之人会追究一些细节上的完美，可以作为我们很好的朋友。但你要记住，永远不要跟他亲近，他也不想跟你亲近，只是迫不得已才跟你交往，而你在他的眼里是很差的。

其实，这种人对你的学术、生活是有帮助的。但如果你要找对象，一定不能选他。

梁冬：王小波说过，这个世界上最完美的事情就是，一个施虐狂遇见了一个受虐狂。这也是一种幸福。

徐文兵：其实，这是一种能量的输出和释放。当太阳之人遇见了太阴之人，就是水火激荡，释放出来的可能是雷电。据说世界上最早的生命诞生，就是因为打雷催生了一种氨基酸，又出现了蛋白质。

我们在思考自己要娶（嫁）什么样的人之前，要先想清楚自己是什么样的人，再找跟你匹配的人，最后，选择跟匹

我认为，无论是做学问，还是做其他事的人，他的身边需要有这样的诤友、佐臣。

当太阳之人遇见了太阴之人，就是水火激荡，释放出来的可能是雷电。

配的人怎样相处。

高人有很强的能量场，也就是说，他自己会发光，他有自己信奉的东西，你会在不自觉中被他影响。比如你喜欢、欣赏一个人，就会听从他的想法和意见，因此，你的身上会呈现他的影子；但如果你消化不良，就会出现之前提到的情况，所以，最后要把它化掉。

我跟你相处了这么多年，却没有在你的身上看见过太阳之人的影子，你没有那么狂，但其实你有狂的资本。

你在决定开办"正安"之前，我就说过你完全是因为热情，才去做的这件事。

因为现在开办诊所，首先要请好的大夫，并且还要以二八或一九的比例分给大夫诊费，甚至有的是全给，除此之外可能还要给他们药费提成。

这个行业普遍是这样，最狠的是，还有一些上市公司开办诊所，直接把一些股份给大夫。

你不仅要请好大夫，还要用好药，同时还要支付房租、工资等固定开销。这完全是一件辛苦的事，但你就是全身心地投入了进去，而且一开办就是十几家。

我认为，你并不是因为狂才做这件事，而是出于一种热爱。在你身上，我看不见太阳之人的影子，也看不见其他几种人的影子，你更像是阴阳和平之人。

知道自己的特点后，就可以找能发挥优势的环境

梁冬：徐老师是哪种人呢？

徐文兵：曾经我是偏阴寒的人，但不是贪的人，而是偏

> 高人有很强的能量场，也就是说，他自己会发光，他有自己信奉的东西，你会在不自觉中被他影响。

少阴之人，我在看别人时会存在嫉妒心，或产生一种挫败感，恨不得别人摔一跤。

这就是因为能量不够，心里有阴寒，后来经过调整，我觉得现在自己是阴阳和平之人。

我从来不会变成太阳之人，因为我是1966年出生的，那年水太过，所以，我在做事之前，总是先考虑自己能否接受负面的结果，如果能接受，就去做；再加上我姓徐，所以，做事比较低调、缓慢，偏阴阳平衡。

梁冬：无论自己是哪种人，身边是哪种人，我们都要有一种心态：人是可以借由觉知来改变的。我们讲这些事，其实就是帮助大家竖立一面镜子，当你有觉知的时候，你就开始改变了。

有人说，不要算修行人的命，因为正在修行的人已经对自己性格中的惯性，有了一种觉察，他就会调整。同时，如果他的身体里有太阳、太阴等不同的人，他也会心生欢喜，并且建立起一种和其他人共存的模式。

徐文兵：其次，我们也要明白，特点无所谓优劣。因为在某种环境下，它是优点；但在另一种环境下，它就是缺点。当我们知道自己的特点后，就可以找能发挥优势的环境。

第八章

阴阳和平之人：
谦谦君子，温润如玉

阴阳和平之人除身体、能量、意识之外，关键还有一根"定海神针"——独立守的神，让他可以随时敏锐地感觉、预测将来的风险，以及一切可能性。

经文：

　　阴阳和平之人，居处安静，无为惧惧，无为欣欣，婉然从物，或与不争，与时变化，尊则谦谦，谭而不治，是谓至治。

1. "阴阳和平之人"

阴阳和平之人：身心、健康、责任

你不用和光同尘，你就是尘

徐文兵：以前讲的都是偏的人，太阴之人、少阴之人、太阳之人、少阳之人，也就是不正常的人。这几种人都有自己的性格特点、行为特征、对人的态度、与人相处方式，最后落实到一点——什么叫"身心健康的人"？身心健康的人，我们给他起了一个名字，就是阴阳和平之人。

"和"是什么呢？和就是不同，和而不同，就像水一样，它在杯子里就是杯子里的样子，在碗里就是碗里的样子，有一种适应性。

"和"与"平"是两个概念。

梁冬：比较常用的"和"字有两个，第一个是现在我们看到的"禾苗"加"口"的"和"，其实，它是一个简体字；另一个字是"人一口"的"合"。

徐文兵：先说一下和平的"和"，现在我们这么写"和"字，倒不是简化字，因为战国以后就把这个字简化成现在这样了。其实在以前，它的异体字左边是"龠"（yuè），右边是"禾"。现在很多人写书法，还用"龢"字来写。在古代，龢是一种乐器，现在失传了，但民间还有。

它是一种管乐，是用骨头或竹管做成的乐器。龢跟笛子、

什么叫"身心健康的人"？身心健康的人，我们给他起了一个名字，就是阴阳和平之人。

"和"是什么呢？和就是不同，和而不同，就像水一样，它在杯子里就是杯子里的样子，在碗里就是碗里的样子，有一种适应性。

箫的区别，在于笛子是横着吹，萧是竖着吹，龢是斜着吹。龢吹的地方不单开口，就用管子头来吹，但加了一个斜坡，就是把一根管削成一半，呈现楔子形，插进去含在嘴里吹。

龢的起源很有意思，其实，它是吹火的一种管。有个歇后语叫"擀面杖吹火——一窍不通"。我现在点炉子，知道木材有时不着，但"炉烟虽熄，灰中有火"，想把它引着，需要鼓风吹一下。因此，卖炉子的商家就专门配一根吹火的管，一吹火就能起来。

龠的来源就是一种吹火的工具。老子说："犹橐龠乎？虚而不屈，动而愈出。""橐龠"就是牛皮做成的鼓风的袋子。

龠，就是用吹火管把风压进去，这是它的历史本意。

回到乐器上，龢的意思是一个人吹着一支三口的骨笛或竹笛发出一种声音。据考证，这种乐器有六口的、九口的，其特点是能吹出很多高低不同的声音，起到一种调和的作用——我没你那么高，也能跟上你；我没你那么低，也能拔高你。因此，它从古到今的调（diào）和，在音律里是种很高级的存在。

人们都说中国没有交响乐，其实是有的，通过龢来完成。因此，到战国以后，就简化成了这个现在的"和"字，但很多古人还在用"龢"字，坚持用本意。

清朝光绪皇帝的师傅叫翁同龢，相对来说，翁同龢是一个左派，总是站在道德的制高点指责底下李鸿章等干实事的人，还经常给人家使绊子、下套。后来，翁同龢被罢免回乡了。

你不能把翁同龢名字中的"龢"写成"和"，这个名字很有讲究。《道德经》中说："和其光，同其尘。"也就是和光同尘。很多人不理解这句话是什么意思？意思就是我来自尘土，复归尘土，就是俗人一个，不失为一介平民之本色，但我要向光明去走，要拔高一下。很多人去请教道长："我怎么能做到和光同尘？"道长回答："你不用和光同尘，你就是尘。"

"和"字有很多发音，比如 hé、hè、hú、huó 等，当它作附和、应和讲时，就念 hè。这个"和"是什么意思？就是有回应，但不同。

现代汉语的特点是用词代字，所以，很多反义词被放在一起用，比如褒贬、应和。

应和是两个意思，应是同意，和是什么意思？有回应，但我不同意。比如你妈叫你回家吃饭，你说："来了啊。"这叫"应"；如果你回去说："我不吃，我就不吃。"这叫"和"。

还有附和——附的意思是，我跟你的意思一致；和的意思是，我给你提点儿不同的意见。所以叫"附和"。现在，人们把附和当成"附"的意思。

"和"还有一个发音是 huó，比如和面，就是把面粉放进盆里，加点儿温水或冷水，搅在一起揉成面团，还不能用别的字替代它，就是搅和两种不同的东西。

"和"的另一个发音是 hú，比如打麻将和了。

因此，"和"代表了中国人讲的一种状态。

"和"的基础条件是"不一样"

徐文兵：有句话是"君子和而不同，小人同而不和"，也就是说，"和"和"同"是不一样的。"同"的意思是我长什么样，也希望你长什么样；我爱吃什么，也希望你爱吃什么；我穿什么，你也得跟我一样。保持一样，就是同。

"和"的基础条件是"不一样"。对不一样的态度，现在

现代汉语的特点是用词代字，所以，很多反义词被放在一起用，比如褒贬、应和。

"和"代表了中国人讲的一种状态。

"同"的意思是我长什么样，也希望你长什么样；我爱吃什么，也希望你爱吃什么；我穿什么，你也得跟我一样。保持一样，就是同。

123

我们有种本能的反应：你居然跟我不一样？你凭什么跟我不一样？如果你跟我们不一样，你面临的结果就是被消灭，所以，大家追求"天下大同"，想成为一个"大同人"。

日本叫"大和民族"，日本人有两件自豪的事——第一，万世一系。日本经历了几千年的发展，但只有一个皇帝，即天皇。就算将军、幕府"篡党夺权"，且实际掌握了国家的统治权，他们也不会动天皇，而是让他成为虚君，天皇没有任何实质的权力，但不会被推翻。他作为一种法统或道统，就像一个牌位一样，被供在那里。

与日本不一样，以前中国的权力交接方式叫"禅让"。在夏、商、周时期，尧舜禹选贤，并把位子传给那个人。大禹以后，也就是从夏朝开始，他们就传位给自己的儿子，如果有人觉得这个人荒淫无道，就会把他推翻，也就是"皇帝轮流做，明年到我家"。历朝历代这样下来，人们失去了尊重天子的概念，人人都有帝王相，人人都可以做皇帝。

日本还有一个特点，强调自己是单一民族，也就是说，其他人很难融入日本人的圈子，因为他们有自己的价值观、生活方式。其实，日本不是单一民族，原来也有原住民，但原住民被驱赶，然后被同化。

事实上，其中的一些民族并没有被完全同化，比如我们以前叫"琉球"的冲绳，琉球人跟日本人的生活方式、风俗习惯都不大一样，因为琉球人是从中国福建过去的，包括琉球的皇帝都是福建人。琉球人喝的不是清酒，而是烧酎，是一种高度酒；琉球人吃猪蹄、猪耳朵，而日本人不吃。

日本虽然说自己是单一民族，却叫"大和民族"。大和民族的前提就是有很多不同的民族，他们待在一起叫"和"，但其实应该叫"大同"。而我们拥有五十六个民族，这才是"和"。

合是放在一起，至于会产生什么状态，有可能和，有可能不和

徐文兵：接下来，我们看看"合"字。曹操有个故事，有人进贡了一盒点心，上面写了一个"合"字。有个谋士叫杨修，他看到点心盒上这么写，就打开盒子取出一块吃了。底下人说这是犯上作乱，杨修说，点心盒上写了字，意思是一人一口。

"合"底下加个器皿的"皿"，就是"盒"字。合在古代是一个计量单位，就是一盒。现在日本还在用，就是一个盛大米的小木盒，一盒基本上是一个人的饭量。

龠除了乐器和吹火的笛子之外，还有一个含义是半合叫一龠，两龠是一合，十合是一升。因此，合是一个计量单位。

合的引申义为把东西都放在一起，也就是"two in one"。中国人认为，"人有悲欢离合，月有阴晴圆缺"，大团圆就是在一起的感觉，因此，合的反义词就是分。

但不同东西或不同的人放在一起，会相处得怎么样？有和的，也有不和的。就像把水和油混在一起，就是悬浊液。静置一段时间后，油会浮在上面，水会在下面，界限很分明。

这就是合而不和。合是因为是把它们放在一起，不和是因为互相没有交流。我们把盐和糖放在水里，就叫"合而和"，因为它们溶解在一起变成了新的状态，没法分开。

简单的归纳就是，合是放在一起，至于会产生什么状态，有可能和，有可能不和。

中国的道教或民俗有个象征形象是"合和二仙"，有的地

方把"和"写在前面，有的地方把"合"写在前面，其实意思差不多。合和二仙的形象，一般都是儿童，一个人拿着荷叶，另一个人捧着圆盒，这就是"合和"的意思。

一般婚礼上出现"合和二仙"的形象，寓意有两个：第一，新人在一起；第二，新人要相处得好。"合和"就是中国人理想的一种生活状态。

不合就是不在一起。普通人的精、气、神的水平达不到穿越时空的要求，只能是肉身距离近一点，气场能覆盖到，才会有所感受。

异地恋、视频会、视频课都叫"不合"，因为不在一起。因此，尽量还是在一起，保持各自的特性，独立守神，有容让、弹性，能屈能伸。这就是和、合的区别。

其实，古代也有简体字，而简体字的来源就像人们写草书的时候，为了把这个字写得快一点、流畅一点，但这并不代表简体字可以取代所有的正体字或繁体字，即便它们的意思是一样的。

如果人们总讲平，就很可能导致不和

徐文兵：我们一般讲的"平"，就是平衡或权衡。什么叫"权衡"？衡是秤杆，权是秤砣，秤砣来回移动位置，导致秤杆最终达到平，也就是在一条水平线上，这就叫"平"。

如果用图形表示"平"，就是画一个方块，一人一半。因此，人们总说"不患寡而患不均"，这里的"均"就是"平"的意思，这句话的意思是，我们不讲怎么分，也不管得到多少东西，而是要讲平均分配，才不会发生乱子。

但如果人们总讲"平"，就会出现一个问题——很可能导

合和二仙的形象，一般都是儿童，一个人拿着荷叶，另一个人捧着圆盒，这就是"合和"的意思。

普通人的精、气、神的水平达不到穿越时空的要求，只能是肉身距离近一点，气场能覆盖到，才会有所感受。

我们不讲怎么分，也不管得到多少东西，而是要讲平均分配，才不会发生乱子。

致不和。比如我们出去吃饭，大家 AA 制就叫"平"，但如果你吃饭时都采用 AA 制，那你和朋友的关系就不好说了。相反，这次我请你吃饭，下次你请我吃饭，一年算下来，两个人花的钱基本上是一样的，这就叫"和"。这次我多你少，下次你多我少，最后达到了"平"的效果，这种状态就是"和"。

如果你一直想 AA 制，可能就不会有朋友，朋友之间肯定有消长，互相有夸赞，互相有褒贬，互相有调侃。这是必然的。

阐述和平最好的平面图形就是"阴阳鱼"，那会儿阴多点儿，这会儿阳多点儿，鱼头、鱼尾一甩，最后的结果还是平。因此，在某个阶段或某个时刻有所不同，但最后出现了平衡，我们把这种情况叫"和平"。

阴阳和平之人的能量的输出和吸收，可能会在某个阶段有所不同，但最后的结果是一样的，是动态平衡的。这不是一种死的平衡，它有交流，有付出，有收获。比如我们都有得势和落魄的时候，在得势的时候多付出一些，在落魄的时候就坦然接受别人的帮助。

其实，动态平衡是自然的一种状态，比如一个地方有春夏秋冬，有热的时候，也有凉的时候，最不好待的就是四季如春的地方，因为没有起伏，在夏天的时候不热，这种地方的庄稼不容易成熟。无论是四季如春、四季如冬，还是南极、北极，或是半年冷、半年热，半年见太阳、半年不见太阳，这些都是过于剧烈的波动。

正所谓"冬伤于寒，春必温病"，讲的就是一种动态平衡。阴阳和平之人始终能让自己的能量保持一种动态平衡，且在极端之内，也就是不走极端。

如果你一直想 AA 制，可能就不会有朋友，朋友之间肯定有消长，互相有夸赞，互相有褒贬，互相有调侃。这是必然的。

阴阳和平之人的能量的输出和吸收，可能会在某个阶段有所不同，但最后的结果是一样的，是动态平衡的。

正所谓"冬伤于寒，春必温病"，讲的就是一种动态平衡。

很多人说自己保持中庸，中是在两个极端的中间，庸是不变；也有人认为中庸是平庸的代名词，也就是说起伏不大。其实，真正的中庸说的是一个人碰过上面的极限，也碰过下面的极限，最后保持中间的状态。

很多人说自己不好色，其实是他没见过美女；很多人说自己不爱钱，其实是他没本事，挣不到钱。那种挣过钱又不贪或不吝啬的人，就是中庸之人，也就是阴阳平衡之人。

太阴之人、少阴之人、太阳之人、少阳之人，他们都是处于极端的人，而阴阳和平之人处于这两种极端的人的中间。

梁冬：阴阳和平之人始终坚守在长期范围之内的价值回归。有的股票的价格起伏很大，震荡得很厉害，也有一些股票长期跟整个经济的发展大致趋同，这些股票的样子就很漂亮。其实，它的背后代表着买卖这些股票的人，乃至管理这家公司的人，他的性情是比较稳的。

换句话说，如果你不太贪，长期持有这些股票是好的，因为它在跌的时候不会跌得非常惨。为什么巴菲特说要买指数基金？就是因为指数基金相较于其他的单只股票来说，一定是相对比较稳健的，这叫"阴阳和平之股"。

阴阳和平之人，见人说人话，见鬼说鬼话

徐文兵：我们继续往下讲阴阳和平之人。其他几种人不是"太"就是"少"，而阴阳和平之人是平，也就是balance。这种人遇见人说人话，遇见鬼说鬼话，在虎狼群中也能立身。换句话说，不管是遇见太阴人、少阴人、太阳人、少阳人，他都能跟这些人相处得很好，让自己舒服，也让对方舒服，

真正的中庸说的是一个人碰过上面的极限，也碰过下面的极限，最后保持中间的状态。

太阴之人、少阴之人、太阳之人、少阳之人，他们都是处于极端的人，而阴阳和平之人处于这两种极端的人的中间。

这叫"和"。

很多人说自己没有敌人，但也可能没有朋友，这种"和"代表了一种很高级的观念。

梁冬：这些年我观察发现，真正让你舒服的人，他有一个意识或习惯——看问题看得长远，无论是今天吃亏，还是明天获得，他都不觉得亏欠你或不亏欠你，这种人不图回报。

还有一种人，他拥有层次上的大视角，也就是说，他的视角不仅停留在物质上，还停留在物质之上的信息能量上，以及彼此之间的交融。

这些年我见过的各种领域的一些大修行者，他们就有一种比较宏大的视野。因此，阴阳和平之人的格局相对比较大一些，不管在时间维度还是空间维度，他都是多维、多元化地看问题，这很重要。

徐文兵：实际上，没有大格局的人也可能是阴阳和平之人。为什么呢？阴阳和平之人中有的人过着征服天下的日子，也有人过着自己的小日子，而他的幸福感也很强。

阴阳和平可以分出大格局、中格局、小格局，也可以分出大能量、小能量。比如一个心率40次/分的人，难道他不健康吗？一个心率40次/分的人，那就做心率40次/分的人力所能及的工作；小孩子的心率一般是100~120次/分，长大后的心率是70~80次/分，而到了老年的时候，心率就是30~40次/分。

有人认为心率过缓，就要装心脏起搏器，但装上以后，就相当于给夏利装了法拉利的发动机，车还没跑多远就坏了。

我接触过几位九十多岁但很健康的老人，他们的手脚都是凉的，但你能说他们手脚凉就不健康吗？人到了一定岁数时，身体中的能量不足了，就会牺牲末端，把阳气回溯。而你的手是热的，因为你正值壮年。

阴阳和平之人跟他的能量、格局大小无关，只要他能自洽，知道跟谁相处，即便别人住大宫殿，他只有三尺卧榻，同样也能睡得很好。

每个人表现出的一面，
可能都跟他的真实情况不一样

梁冬：要达到阴阳和平，不是基于思维上的开阔，那它来自哪里呢？来自教养、习性、天生禀赋吗？

徐文兵：天生禀赋更多一点。其实，现在很多人是被教育坏了，或被攀比坏了，比如我们在看电影时会身临其境，跟着哭，跟着笑，但实际上电影中展现的情境不是你的生活，而是你想象中的生活。

实际上，很多时候我们的能量格局跟自己想过的日子是不匹配的，你不知道别人住什么房子，开什么车，其实也挺好的。正所谓"五色令人目盲，五音令人耳聋"，说的就是我们接收了一些本不应该接收的信息，而这些信息会成为一种扰神、乱神的能量。

我的朋友圈里涵盖了一些学生等关系比较亲近的人，以及很多患者。作为一名医生，我对自己的患者的身心以及家庭背景都很了解，因此，可以知道一些人发的朋友圈动态，跟他们的实际生活完全是不一样的。

梁冬：每个人表现出来的一面，可能都跟他的真实情况不一样。

徐文兵：有一个定律是，一个人越表现出的东西，越是自己没有的。所以，我判断一个人贵贱的标准就是，他是做给别人看，还是为了让自己舒服。比如当别人觉得他穿的衣服好看时，他就感到舒服了，那这个人还是一个贱人。

阴阳和平之人是"以恬愉为务，以自得为功"的人，他完全不会在朋友圈或其他地方跟别人攀比。

我之前发了一条"微博"："贱就一个字，我只说一次。"其实，贱和贵并不是指一个人有没有钱，而是指价值观。你牺牲自己，是为了别人，还是维护自己，我们叫"独立守神"。在冬天很冷的时候，你穿得特别少，只是为了让别人觉得好看，实际上别人未必觉得你好看。

阴阳和平之人是随遇而安的，是随着跟人接触或环境的变化而变化的，但他在总体上有种自我平衡能力。正是这种自我平衡能力让他不会走极端，也就是不会变得"太"，也不会变得"少"，而是在"太"与"少"中间，这叫"平"。

梁冬：这种人在生活中，总会出现一些巅峰时刻，让他可能"太"或"少"，但他的心中有觉知，自己会调整到"平"，也就是在悲观的时候乐观一点，在乐观的时候悲观一点，是为达观。

徐文兵：阴阳和平之人完全有这个意识，也有能力去控制。但很多人在阳到达极点时，是收不住的，因为有惯性，而要止住惯性，则需要超乎一般的力量。而且人一旦形成了心魔，自己就已经控制不住了。

阴阳和平之人除身体、能量、意识之外，关键还有一根"定海神针"——独立守的神，让他可以随时敏锐地感觉、预

有一个定律是，一个人越表现出的东西，越是自己没有的。

阴阳和平之人是随遇而安的，是随着跟人接触或环境的变化而变化的，但他在总体上有种自我平衡能力。

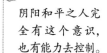

阴阳和平之人完全有这个意识，也有能力去控制。

测将来的风险，以及一切可能性。他知道得多，就不会太狂。

梁冬： 我特别喜欢罗素讲的一句话：一切的情绪来自无知。我们发脾气，其实源于自己内心的无能感。

徐文兵： 对，包括烦。当你觉得烦的时候，就知道自己的能量不足了。

一切的情绪来自无知。我们发脾气，其实源于自己内心的无能感。

当你觉得烦的时候，就知道自己的能量不足了。

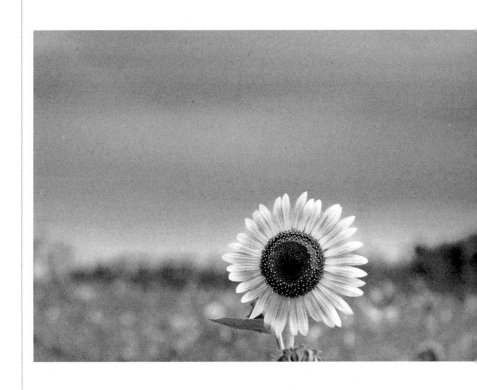

2. "居处安静"

安和静是一种健康的状态

阴阳和平之人的居处无论在哪儿，
他都能做到安

梁冬：下一句是"居处安静"，为什么要反复提"居处"呢？

徐文兵：人活在世界上，做了两件事：上班，回家。

梁冬：不是居就是处。

徐文兵：前面我们说了"太阳之人，居处于于"，意思是他的住所不仅大，而且奢华。对阴阳和平之人来说，生活、工作的地方，无论是大还是小，带给他的结果都是：一个安，一个静。

什么是"安"，什么是"静"呢？安的反义词是不安。"安"是一个宝盖头下面加一个"女"字，意思就是三面环山，一面有出口。北京被选为都城，最主要的原因就是北京的东面、西面、北面都是山，而南面是河北平原，易守难攻，这就叫"安"。

另外，安还是一种内心的感觉，跟客观存在有距离，也就是说，当你住在堡垒、炮楼、坦克里时，你不一定是安的。如果保护你心神的心包的气质、能量足够，即便你待在危险的地方，依然会觉得心安，也就是虎狼群中也能立身；但如

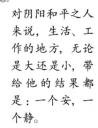

人活在世界上，做了两件事：上班，回家。

对阴阳和平之人来说，生活、工作的地方，无论是大还是小，带给他的结果都是：一个安，一个静。

果你的心气或心包弱，即便你待在貌似很安全的地方，内心也是不安的。

我们常说心藏神，藏的目的就是求安。

我们常说心藏神，藏的目的就是求安。有个词叫"安稳"，但稳了不一定安。以前有一个大元帅，他的脊髓受过伤，因此，他很怕风、光、水，而且他在稳定的情况下睡不着，要在一辆吉普车里颠着才能睡着。很多人躺在床上睡不着，但他坐在火车里就能睡着。

稳不一定能带来安，四面坚固的墙壁或强大的遮蔽物，也不一定能让人心安。真正能保护自己，让自己的神觉得安的，完全是一种能量或身体的物质结构带来的，如果这个东西被破坏了，不管外面的物质条件有多好，你依然会觉得不安。

真正能保护自己，让自己的神觉得安的，完全是一种能量或身体的物质结构带来的，如果这个东西被破坏了，不管外面的物质条件有多好，你依然会觉得不安。

《黄帝内经·素问·上古天真论》中讲了"心安而不惧，形劳而不倦"，这里的"安"指的就是一种心神藏在心包的状态，也就是说，他的心神是肉质的、有形有质的，是被温暖流动的气和血保护着的。因此，即便遇见了危险或其他外在条件的变化，他的内心也是安的，这就是我们常说的"泰山崩于后，麋鹿戏于前"。

不安的人是什么样的呢？当一个人待在家时，他要反复地锁好门窗，并且开灯、拉窗帘，如果突然有人没打招呼，推门进来了，或者突然有人说了一句话，他会被吓得打个激灵，这叫"不安"。

而且他一个人不敢关灯睡觉，必须有人陪着。即使你把他带进一辆坦克、一座城堡，或者一个可以防住原子弹攻击的地方，都消除不了他的不安。

经过这么多年的研究，我认为造成这种不安的原因有两种：第一，他的心神出来了，也就是心神外越；第二，他的心神没出来，但心包破了。

经过这么多年的研究，我认为造成这种不安的原因有两种：第一，他的心神出来了，也就是心神外越；第二，他的心神没出来，但心包破了。因为神很敏感，不只是有形的物质能进去伤害它，其他外面任何的风吹草动，它都能感受到，而且这种感受可以穿越时空，也就是说，过去的、离它很远的信息和能量，都会影响它。

现在，很多人都是不安的，他们去医院检查，一般都会被判定为焦虑或抑郁，然后通过吃化学药，来掩盖这种不安。

中医受欢迎后，全国上下先后出现了很多中医的堂号，其中有一家是北京的"当归中医学堂"，堂主叫李永明。他当年做过IT，也做过融资，而且做得很成功，但他的身体落下了问题。

后来，他来找我看病，经过检查我就发现他的问题确实很大，随后就给他治疗。治疗之后，他出现了变化：他的肚子小了，当时他来不及给皮带打眼，因此，有一段时间他就提着裤子跟人说话。

他在开始看病的时候，向我隐瞒了一个症状，他说以前参加一场葬礼时，被尸体入殓的妆容吓到了，之后他就出现了一个问题，在每天晚上睡觉的时候，感觉那个人要扑过来，从此他就不敢关灯睡觉。其实，这是因为在白天睁着眼的时候，人的阳气是充足的；而在晚上闭着眼的时候，卫气就进入了身体。

在治疗了两三个月的时候，晚上那个人扑过来了，他上去把那个人打了一顿，就再没有这个问题的出现，这就叫"安"与"不安"。它带来的是一种在感的层面上的状态，也就是说，其实这只是一种内心的感受。

阴阳和平之人的居处无论在哪儿，有多简陋或危险，他都能做到安。比如，终南山八卦顶上的老道长，他住的只是几面铁皮搭的屋子。

很多人都是不安的，他们去医院检查，一般都会被判定为焦虑或抑郁，然后通过吃化学药，来掩盖这种不安。

阴阳和平之人的居处无论在哪儿，有多简陋或危险，他都能做到安。

"怕处有鬼，咬处有嘴"，要想治本，必须消除内心骚扰自己的频率

梁冬：有的人在稳定的情况下睡不好，而在晃动的情况下就能睡好，其中有一种原理。

徐文兵：比如，主动降噪耳机的原理是反频率，意思是你骚扰我，但我反着跟你达到了一种"平和"。它不是因为有多厚或有多密封，才让声音进不来，而是因为它跟你相反。就像吉普车里的颠簸，貌似是一种不稳，但它正好跟我们内心的骚扰频率相反，最后让你达到平稳。因此，我们不能说不动就是稳，有时有规律地动，正好跟外面滋扰你的噪或不稳相抵消，达到一种真正的平稳。

还有一些人必须开着电视机才能睡着，而当电视机被关了的时候，他就醒了。这是因为电视的背景音乐是一种白噪音，白噪音能综合你内心的骚扰频率，其实，流水声、下雨声也是一种白噪音。也就是说，这种声音可以抵消你内心波动的频率，然后你就安了。但这种方法只能治标，不能治本。

真正治本的方法是，消除内心骚扰自己的频率。怎么消除呢？办法就是驱邪。有一位老师说过，"怕处有鬼，咬处有嘴"，意思就是你觉得有东西咬你，就有一只蚊子；如果你莫名其妙地害怕，可能是因为有一种有形的物质或无形的能量在骚扰你。还有另一种可能，这是一种能量之上的信息，或我们说的冥冥之中的东西，我们把它驱走了，就会心安，这叫"驱邪"。

此外，我们本身没有邪气，但自己制造了一些问题。我在给一个人诊脉的时候，发现他的脉是颤的，就问他以前是不是受过大的惊吓，然后他说自己出过一次车祸。虽然他在

那次车祸中没有死，但受到了冲击，在他的内心里造成的能量波动，始终没有消除。再比如幻肢痛，虽然一个人的胳膊被砍或被截肢了，但他总觉得胳膊疼。其实，这种疼不是物质层面带来的，而是一种能量或信息对内心的影响。

很多人被惊吓后，虽然在意识层面忘了，但其实对内心的影响还在，也就是那种恐惧的感觉被留下来了，造成恐惧的事件本身被他忽略了，他没有意识到那种惊吓的余波还在自己身体里起作用。即便有时你受到的惊吓很小，而且很快被你忘记了，但它的余波却留了下来。

在临床观察中，我们最终要解决这些问题，真正想要治病的人需要挖根，也就是治病要治本。

根是什么？就是存在于神的层面上的东西。很多人是在梦中解脱的，也就是他们在熟睡后，在梦里调节。比如，你受了窝囊气，自己憋了口气，没有骂人，但如果你在梦里把他骂了一顿，这口气就消了。

当你心中的能量、心气强大后，你就能把骚扰自己的负面频率、能量、信息赶走，能彻底解决问题。

还有的人伸出舌头时，舌头是颤的。颤和抖是有区别的，颤是左右动，抖是上下动，抖比颤更可怕，也就是说，抖骚扰你的力量更大。因此，要达到阴阳和平之人的安的状态，是很不容易的。

梁冬：很多催眠师会制造某些氛围，并且借由这些氛围，让你在一种催眠状态下，去完成一些在意识过程中没有办法的心理活动。比如，你很害怕一件事，你在催眠的过程中就可以完成对它的反击，然后达到在潜意识上对这件事的驱赶。

我经历过类似的事，有一位催眠师把我催眠到了一种状

即便有时你受到的惊吓很小，而且很快被你忘记了，但它的余波却留了下来。

在临床观察中，我们最终要解决这些问题，真正想要治病的人需要挖根，也就是治病要治本。

当你心中的能量、心气强大后，你就能把骚扰自己的负面频率、能量、信息赶走，能彻底解决问题。

态——我知道自己是清醒的，但我也知道自己已经进入了一种半催眠状态。从脑波的角度来说，这就是从清醒到深度睡眠的一种状态，叫"δ波状态"，也就是我们称为冥冥的状态。我们在喝酒时经常会出现这种状态，你觉得自己还能开车，也知道自己在说什么，但其实这时你是醉了的，其他人都知道你喝醉了，但你觉得自己很清醒，这时就处于这种状态。

我处于那种状态的时候，知道自己在打太极拳，但实际上打的是一套我从来没有学过的陈氏太极。以前，我跟杨硕诚老师学的武当太极是杨氏的，杨氏太极的动作是很柔软的，而陈氏太极的动作是"啪啪啪"的。

在我打太极的一个半小时内，我体会到了不想事的感觉。那一刻我才知道，太极拳真的不是体操，而是一种自然而然的状态。比如，伸手抬腿探月的时候，身体的弯曲甚至脖子的扭动，都是平常达不到的动作。

有人说过，在打太极的时候，你就觉得自己是挂在架子上的一堆肉。那天我在打完太极拳后，感觉整个身体中有一个轴，自己的身体像拨浪鼓一样前后摆，慢慢就没有动作了。

我们在这种不想事的状态下，就可以把自己的恐惧表达出来，不一定说出来，而是在心中过一遍。之后你就发现，自己对很恐惧的事有一种了然，其实，恐惧的事情本身并没有改变，只是你对它的恐惧程度变小了。

在那种状态下，事件或格局并没有改变，只是内心对它的情绪反应模式改变了。一旦改变后，你就相对坦然了。实际上，许多人都没有办法改变世界，世界也不可能被改变，但你可以改变内心对它的负面情绪反应，比如恐惧、担忧、不接受……在晚上睡觉前，你很担心、烦恼一件事；但在睡

[旁注1] 太极拳真的不是体操，而是一种自然而然的状态。

[旁注2] 实际上，许多人都没有办法改变世界，世界也不可能被改变，但你可以改变内心对它的负面情绪反应，比如恐惧、担忧、不接受……

醒后，你却觉得自己能接受或改变它。

世界没有改变的时候，如果我们的内心改变了，其实是可以反作用于世界的。有句话说："幸运的人一生都被童年治愈，不幸的人却要用一生去治愈童年。"也就是说，由于他小时候很健康，所以，他长大后可以自己解决很多事。

很多人的心理创伤或内心的不安，其实很大部分是从童年带来的，他在童年受到了一种来自最亲近的人的精神伤害。

好的夫妻关系像空气，你需要它，但感觉不到它的存在

徐文兵：我们很难做到静。现在，几乎所有人都习惯低头看手机、玩儿手机，如果你让他安静地坐一会儿，他就会手足无措，连眼睛都不知道往哪儿看，手也不知道往哪儿放；还有很多孩子有多动症，静不下来，喜欢挤眉弄眼、动脖子、发出怪声……

"厚朴中医""正安中医"都推行一种让人静的训练方法，比如静坐、站桩。现在，很多人静不下来，也体会不到静下来后，给自己带来的效果。

梁冬：如果一个人坐在那里，没有玩儿手机，也没有动来动去，但我们可以很明显地知道他在走神。

徐文兵：这种情况就是发呆，可以用"呆若木鸡"来形容。实际上，《庄子》中的呆若木鸡，讲的是一种很高级的修行境界，但现在我们多把它用作贬义词。

之前，国外传来了一种科学研究，人在深度睡眠的时候，脑脊液会跟血液进行一种交换，因此，人在起床的时候，就会变得很精神。其实，中国人很早就发现了，人在静的时候，

世界没有改变的时候，如果我们的内心改变了，其实是可以反作用于世界的。

现在，很多人静不下来，也体会不到静下来后，给自己带来的效果。

如果一个人坐在那里，没有玩儿手机，也没有动来动去，但我们可以很明显地知道他在走神。

不受干扰的时候，大脑会充分完成这种交换，只不过我们讲的是"小周天""大周天"。

静是一种状态，是一种健康的状态。当静不下来的时候，我们可以通过医疗或导引按跷的手段，帮助自己静下来。

作为一个阴阳和平之人，他走到哪儿，内心是安的，状态是静的，其实，这就是一种蓄势待发的状态，随时都可以起来，而不是被动的。比如，现在很多人是被动休息，他们在很累的时候才放几天假，而从来不是在有气有力的时候，自己主动休息；还有一些人，即便休息了，脑子里也全是自己做的那些事。

安和静是一种修行的状态，是一种健康的状态。这种状态与环境无关，与你当多大的官，做多大的事，处在什么位置，处理多麻烦的事都没有关系。

中国人形容一种好的夫妻关系，就说它像内衣一样妥帖、舒服，并且感觉不到存在。但很多人就像穿了一件扎刺的内衣，总是提醒你，今天是结婚纪念日，明天是我的生日……这类感觉令人不舒服。

日本也有类似的语言，他们说好的夫妻关系像空气，意思是你需要它，但感觉不到它的存在，而你一旦感觉到了，其实就是一种不安的表现。

梁冬：安是不刷存在感的真实存在。

徐文兵：一旦你有刺挠的感觉，它就在了，它就来了。

梁冬：有一天，我的一位同学转送了一幅字给我，上面写着"居正心安"，这幅字是星云大师写给他的，我很感谢。当拿到这幅字的时候，我感到了一种遥远的提醒和祝福——每个人都应该把心放在肚子里，居正，这时自然就会安。

而安是有条件的，它可以通过外在的一些修行方法进行调整。也就是说，其实不安没什么，你只要意识到有安这种状态，并且知道自己不安，你就有走向安的基础。

徐文兵：什么让你不安，你就正视它、解决它，然后你就安了。

静不下来，本身就是一种身心不健康的表现

徐文兵：现在，人们存在的最大的问题就是焦躁不安、好动、静不下来。

梁冬：有个段子说的是，一个董事长拿了一根烟到阳台，如果他不是想静静，就是在想静静。

徐文兵："静"是一种很奢侈的状态，我们可以把自行车骑得很快，但有一种自行车比赛比的是慢，人们骑着自行车滑一段距离，然后看谁骑在上面能不倒，这是一种更高级的对平衡能力的要求。

事实上，现在的人们已经意识不到自己静不下来了，以至于现在的大多数小孩子都患有一种病——多动症，大人也出现焦虑、狂躁等各种情况。其实，中医的很多方法就是让人静下来的，比如站桩，它不仅可以让人静下来，还能让人享受静下来的舒服的感觉。

静不下来本身就是一种身心不健康的表现。如果一个人很安静地坐着，不左顾右盼，不低头玩儿手机，不抓耳挠腮，同时也没有发呆，他就不是一种死相，而是一种充满活力的安静。如果你是阴阳和平之人，那你在工作和生活中表现出的状态，一个是安，一个是静。

梁冬：当然，也有一些人坐在那里，看似什么都没有做，没有玩儿手机、弄指甲，也没有发呆，但他可能在数呼

其实不安没什么，你只要意识到有安这种状态，并且知道自己不安，你就有走向安的基础。

什么让你不安，你就正视它、解决它，然后你就安了。

中医的很多方法就是让人静下来的，比如站桩，它不仅可以让人静下来，还能让人享受静下来的舒服的感觉。

吸，只是不知道做什么罢了。

徐文兵：这种静并不是理想中静的状态，理想中静的状态叫"自在"，自在的前提是要学会自处——自己跟自己相处。

在一次谈话节目中，我跟几位老师谈论如何跟领导、同事相处，我提出了几个观点：

第一，职场就是一种意识行为，我们一定不要动情绪、动感情，不要刚开始就讲老乡、校友，这是很 low 的行为。职场上是来自五湖四海的人，为了一个共同目的走到一起，并且把这个目的达成。第二，人一定要学会自处，学会自己跟自己相处。其实，人的身体中有很多不同的东西存在，现代医学或心理学称之为多重人格综合征，这种人一会儿会出现一种声音、一种思维、一种习惯，一会儿又会变成另一个人。古代把这种现象叫"附体"，说的是一个人的身上有其他东西在左右他。

我们要自处，要看自己的身和心能不能相处好，要看发自内心的意识和后天培养的意识能不能相处好。

自在有一个特点——生无病苦

徐文兵：安和静的人，一定是一个可以自处的人，并且把这个问题解决得非常好的人，还是很自在的人。

很多人认为自己活得不自在，是因为他的身体里有其他东西在左右他。北京西山卧佛寺中有一座释迦牟尼涅槃铜像，上面有一块匾，写了四个字——得大自在。这四个字的意思不是一个人得到了很大的东西，他就自在了，而是得到了大自在。

修行的问题就是不要等死了之后才自在，而是要在活着的时候就很自在。在这种自在的状态下，你可能什么都没做，就很自在。其实，这种自在是一种享受自己当下活着的状态，而且它有一个特点——生无病苦。如果你的身上痒，但忍着不挠，这就不叫自在。

梁冬：《庄子·内篇·人间世》中讲到，当颜回要去做官的时候，孔子就跟他说：你要在职场中学会自在地相处，因为你即便努力工作，也可能会得罪人。

君子用心若镜，你只是反映，你只是看见，你只是感受你那一刻自在的相处方式。

如果你自在了，其他人就会觉得你舒服；如果你让别人觉得不舒服，他就会整治你。有句话说这个人有罪，这种罪叫"可恶罪"，说的是一些人即便什么都没做错，但别人整治他，就是因为他可恶。

可恶的原因有很多，孔子给颜回的建议是斋心。

徐文兵：其实，这是一种很高级的修行，修行的意思就是祭祀我们心中藏着的神。斋戒、沐浴、焚香，这些都是祭祀神的仪式，举行这些仪式的目的，就是知道它存在，而且知道它要什么。

梁冬：如何进行斋心的修行？

徐文兵：一般情况下，我们可以选择一个农场或其他地方，安静地待几天。

我们发现，抑郁症病人有一种出逃倾向，在哪儿都待不住，想往出走，但又不知道去哪儿，他也可能是去找自己的东西。我们还可以通过写东西、抄经或做其他事来修行，而做这些事不是为了给别人看，纯粹是为了自己的需要，也就是自处。

这种自在是一种享受自己当下活着的状态，而且它有一个特点——生无病苦。

如果你自在了，其他人就会觉得你舒服；如果你让别人觉得不舒服，他就会整治你。

我们还可以通过写东西、抄经或做其他事来修行，而做这些事不是为了给别人看，纯粹是为了自己的需要，也就是自处。

梁冬：罗素提到过一个观点，在一段时光里，如果你获得了快乐，那就不叫浪费，哪怕你无所事事。也就是说，如果一段能让你自处并感到愉快的时光被浪费了，这就不是浪费。因此，很多人可能都没有意识到一件事——在很大程度上，你的安静跟外在的环境没有关系，实际上，它是自我能力的一种体现，包括你的能量场、内在的胸怀、世界的格局……

徐文兵："恬惔虚无"的"惔"，就是这种安静的状态。人的内心就是一潭死水，没有一丝起伏，但偶尔还是会有小的波澜。因此，很多人寻找刺激，其实就是想借由像白噪音一样的东西，平衡内心的波澜。如果一个人的内心没有波澜，他对外面刺激的需求量就会很小。

该吃的苦还是要吃

梁冬：在很早以前，我们对很多东西或事情是接受的，但到现在的这段时间里，自己感觉中间还是会有很多起伏，甚至有时我们也会觉得这些起伏是一种历练。一个人应该先明白怎样去做，然后去做到，还是把自己该走的路走一遍，最后重新回到这里？

徐文兵：我的答案是后者。

现在，很多老年人认为自己吃过的苦，你们就别吃了。我在教学生的时候，也让他们不要走我自己走的路——坐冷板凳。在最开始出诊的时候，只接诊一个病人，然后慢慢开始看十几个病人，再帮学生们搭好平台，让他们有大量的资源去实践。后来发现不行，因为如果一个人不去经历那些过程，他就不能成为一名大夫。你铺好了路，等于给他省略了成长中必须经过的历练，最后这个人还是做不成事，因此，该吃的苦还是得吃。

如果你的消化能力不行，就算别人嚼碎了喂你，也是没用的，只能用于一时救急。如果你总依赖于此，内在的功能就会退化。比如，我们胰腺的功能弱了，可以依赖外在的胰岛素，但使用胰岛素的结果就是用进废退，胰腺功能会萎缩得更快。

用进废退和持盈保泰，这是两个极端，在什么情况下如何运用这两种原理，是没有固定答案的。这就像中医中的两个极限，一个叫"纵欲过度"，另一个叫"节欲保精"。如果你纵欲过度，就会导致很早阳痿；如果你不用，它就绝对废退了。比如，你买了一辆车，如果你由于珍惜总是不开，基本上这辆车就废了。

在用与不用之间，我们一定要掌握一个度，这就是中庸之道。这个度一定不能是用外界强行刺激的办法来掌握。比如，你觉得蜡烛照得不亮，就往中间加了三根灯芯，蜡烛虽然亮了，但它也完蛋了。道家经过几千年的研究，最后得出一个结论——应该在使用中滋养。

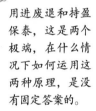

如果你的消化能力不行，就算别人嚼碎了喂你，也是没用的，只能用于一时救急。

用进废退和持盈保泰，这是两个极端，在什么情况下如何运用这两种原理，是没有固定答案的。

3. "无为惧惧，无为欣欣"

"无为" 不是指什么都不做

如何做一个内心没有任何恐惧的人

梁冬：接下来是"无为惧惧，无为欣欣"。

徐文兵：一个内心没有任何恐惧的人，他就是因为心安而不惧，他也是一个很静的人。我们常说"静如处子，动如脱兔"，这里的"静"不是发呆，而是为动惜存了一种能量，为爆发积攒了一种机会，下一步表现就是"无为惧惧，无为欣欣"。

"无为"指的不是什么都不做，而是一种不违背天理的状态。

"惧"的繁体字是"懼"，"瞿"的上面有两个"目"，下面则像一只小鸟，所以，"惧"就是指人受到刺激或惊吓后，瞪大了两只眼睛的状态，也就是说，这种刺激或惊吓扰到了你的神。因此，"无为惧惧"的意思就是，没有任何事或行动能把他吓成这样。"无为欣欣"指的就是，没有什么事让他欣喜若狂。

梁冬：这种人的情绪阈值比较高。

徐文兵：他不是不能被收买，而是你的出价太低。让他的心神受到刺激、产生波澜的东西一定存在，只不过它的界限要很高，也就是说，普通发生的事对他不构成刺激。因此，他的情绪是稳定的，不会一会儿躁狂，一会儿抑郁，一会儿觉得生活没有任何希望，一会儿又狂躁地觉得自己可以统治天下。

梁冬：我发现一些让你觉得很舒服的人，大部分就是"无为惧惧，无为欣欣"，他们不会很高兴，也不会很害怕，情绪很稳定。而且他们中的很多人还有一个特点，小的时候，他的父母几乎没在他面前吵过架，也没打过他，他是在一种非常和谐的氛围中长大的。

我观察过一对夫妻，丈夫对妻子非常好，他们给其他人的感觉非常舒服，他们没有那种秀的恩爱，也没有特别强烈的抱怨，这不是装出来的。我问丈夫："为什么你对你的老婆这么好？"他说："我的父亲就是这样一个人，小时候我没见过父亲对母亲发脾气，我不知道怎么对一个女人发脾气，即便我偶尔觉得哪儿不对，也不知道该怎么表达，后来慢慢地就习惯了。"

徐文兵：其实，这是一种比较理想化的情况，也就是说，如果你出生于这种家庭，你也会容易变成一个"无为惧惧，无为欣欣"的人。但很多在后来成为阴阳和平的人，都惧过、强势过、落魄过，到达过两边的极点，最后回到了中间的"无为惧惧，无为欣欣"的状态，他偏过、执过、痛苦过，也高兴过，最后找到了人生中间的平衡点。其中的大多数人可能遭受过家庭暴力或其他精神上的伤害，但他们把自己调到了一种阴阳和平的状态。

我发现一些让你觉得很舒服的人，大部分就是"无为惧惧，无为欣欣"，他们不会很高兴，也不会很害怕，情绪很稳定。

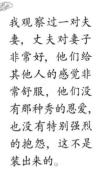

我观察过一对夫妻，丈夫对妻子非常好，他们给其他人的感觉非常舒服，他们没有那种秀的恩爱，也没有特别强烈的抱怨，这不是装出来的。

很多人经历过"惧惧"后，
会留下病根或阴影

梁冬：现在，看见一个人开一辆两开门的小跑车，不管他的车有多好，我一点都不羡慕他。因为在一次机缘中，一位朋友送了我一辆两开门的敞篷车，我刚开始很兴奋，但很快发现坐进去会腰疼，后来，通过检查知道自己患有腰椎间盘突出，而这辆车的座位比较小，因此，我把这辆车还给了朋友，并且换了一辆二十万的普通 SUV，还开得很开心。从此之后，我发自内心地同情那些坐在小跑车里的大个儿的人，因为我真的知道那种车坐着不舒服。

徐文兵：事实上，很多人追求的是心理上的舒服，即便他们的身体会受到某些伤害，比如整容、吸毒。

梁冬：但很多时候身体上的不舒服，会让人在心理上越来越不舒服。有的人即便已经变得很漂亮，变得无可挑剔，但其实他们并不快乐，因为他们常常在计划着下一次整容旅程，而且每一次都很难受。他们一旦跨入了这个循环，就会陷入一种一直不能自拔的痛苦中。

一个人可能要经历一些"惧惧"后，才能做到不"惧惧"。

徐文兵：这就跟生病一样，当你感染过一种病毒后，比如麻疹、水痘，你就对这种病终身免疫了。但也有一些人经历过"惧惧"后，留下了病根或阴影，并且成为一辈子的问题。

过去有一部连环画叫《半块银元》，讲的是一个老地主死了后，让人把童男、童女灌上水银，埋进他的墓里。这部连环画可能给很多人留下了童年阴影，比如，不敢走夜路，不

事实上，很多人追求的是心理上的舒服，即便他们的身体会受到某些伤害，比如整容、吸毒。

一个人可能要经历一些"惧惧"后，才能做到不"惧惧"。

敢看路边的花圈店、寿衣店……

这类阴影之所以对人有影响，是因为内心的阳气不足以抗衡它。到后期，自己心里的阳气足了，就不怕花圈店了，甚至停尸房都不怕了。因此，这是内心的阳气是否充盈的问题。如果你在小时候受过刺激，一直到现在还害怕，就需要马上去治疗。

很多人经历过"惧惧"后，之所以会留下病根，是因为负面的能量或信息，没有随着时间的流逝而消失，仍然留在了心里。

有一部纪录片拍下了"911事件"中楼塌了的时候，周围有一个黑人女性看见楼塌了，在哇哇地叫，也有一些人站在旁边闭着嘴，瞪着眼睛。实际上，当时哇哇大叫的人不会留下心理阴影，这就好像你被人打了一拳，并且就势滚了一下，那股劲儿就泄了，也就是负面能量被转换出去了。其实，闭着嘴不出声的人，受到了刺激后，就会在内心留下东西。

针对创伤后的心理救治辅导，现代心理学、现代医学都在进行。其实，中医也一直在做这件事，可以不通过语言的劝导，而是通过能量的宣泄，比如，通过仪式感，触动你的心神；通过祭祀感，调动你的心神，让它得以平复。

梁冬：有的人在每一次恋爱结束的时候，会做一件事——很庄重地与对方完整地分一次手。他认为这是很重要的，因为他觉得如果没有完成这个仪式，以至于他在下一次谈恋爱的时候，总是觉得自己处在劈腿的过程中。可能很多人认为劈腿是一件刺激的事，但它会让人不愉快，因为劈腿意味着你要撒谎，而撒谎就是不愉快的。

有一本书中讲到，中国古人认为一定要在一个比较放松的情况下阴阳和合，因为如果你在一段不伦之恋中，其实，

很多人经历过"惧惧"后，之所以会留下病根，是因为负面的能量或信息，没有随着时间的流逝而消失，仍然留在了心里。

中国古人认为一定要在一个比较放松的情况下阴阳和合，因为如果你在一段不伦之恋中，其实，你的心是有惧的，是不放松的。

你的心是有惧的，是不放松的。因此，有的人在分手的时候，一定要很严肃、认真地说："谢谢你。"这么做，这件事在他的心中才算结束了。这也是为什么在遇到"911 事件"的时候，喊出来对人是比较好的。电影《囧妈》中有一个细节，徐峥扮演的角色正在为离婚而痛苦、纠结，他的手上还戴着戒指，当时，他在火车上认识了一个俄罗斯女孩儿，战斗民族的女孩儿敢爱敢恨，喝酒就喝酒，抛弃就抛弃。于是，这个女孩儿跟徐峥说："你敢不敢跟我做一件大胆的事？"徐峥就跟她去了火车的最后一节车厢，这个女孩儿就把自己的戒指扔了，因为她失恋了。女孩儿让他也把戒指扔了，但他死活扔不出去。后来，两个人就各走各的，女孩又跟她的前男友重新谈恋爱了，而徐峥还一直活在之前的痛苦、纠结中。

其实，这个细节说明很多男人一直活在情绪的粘连里，找不到方向。而有的人，天然地就可以拿得起放得下，在离开的时候，用仪式把这种联系切断。事实上，一个人可能需要在日常生活中，不断地体验这种释放的过程。

蔡志忠老师说过，他不会随手扔掉用过的每一支铅笔，而是把用剩下的铅笔头积攒在一起，在达到一定数量的时候，把它们埋了，这叫"笔冢"。他认为，每支笔都值得尊重，因为他的每支笔都曾经画过佛陀、观音菩萨、大和尚……其实，这就是对一些事情的开始和结束以礼待之。

徐文兵：还有一些人不知道怎么具体做一种仪式。对于分手，如果你真的要了断这种粘连，就要删除前任留下的任何有形有质、有声有象的东西，比如情书、卡片、礼物……删除的方式可以是烧掉或扔掉。这就是通过对有形有质的物的处理，上升到消除它的能量和信息场对你的影响。其实，这也是一种自我暗示和催眠，并借此达到在神的层面上的放弃。

150

心怀怨恨的人，首先活不长，
其次生活质量不高

徐文兵："无为惧惧，无为欣欣"，很可能给我们造成一种印象——这种人处于半死不活的状态，因为他没有情绪的波动。其实，阴阳和平之人是内心很丰富的人，一个情绪很丰富的人，并不是处于所谓的无欲无求的状态。如果一个人没吃过、没见过，我们可能会说这个人是在追求一种极简或自然的生活，其实不是的。比如，当你在很穷的时候，用三十八万买了一套房，还贷了三十万，这时你可能会处于一种状态——别人给你一百万，你也不高兴；有人要拿刀砍死你，你也觉得无所谓，这就是半死不活的状态，它跟我们现在说的"无为惧惧，无为欣欣"是完全不同的。

这两种状态中间的差别就是活力，也就是对生活的好奇和热爱，爱的背后支撑的就是这种能量和方向。我们千万不要把将死之人或完全丧失了心气的人，当成阴阳和平之人。

梁冬：我的外婆已经九十九岁了，但她在几十年里都没有去过医院，而且她现在耳聪目明，在打麻将的时候，都能听见谁的手机在震动。

后来，我问她："你认为生活中什么东西是最重要的？"她答的是生命。她还说她的一位八十五岁的学生，那么"年轻"却整天要死要活的。我在那一刹那就感受到了，一位九十九岁的老太太在对一位对生活绝望的八十五岁的"年轻人"，表示同情。

在过年的时候，我的外婆吃完饭就跟着周璇唱歌，她说这些都是她二十几岁的时候（20世纪40年代）唱的流行歌曲，跟我们唱周杰伦的歌是一样的。

> 其实，阴阳和平之人是内心很丰富的人，一个情绪很丰富的人，并不是处于所谓的无欲无求的状态。

> 我们千万不要把将死之人或完全丧失了心气的人，当成阴阳和平之人。

当时她是县里唯一的女大学生，在年轻的时候经历过很多事，做过大小姐，也受过很多苦难，而现在她可以云淡风轻地跟我讲她经历过的事，没有特别高兴，也没有特别不高兴，这种状态就是"无为惧惧，无为欣欣"，她是典型的阴阳和平之人。

在这几年，她主要的修炼是之前我们讲的《黄帝内经》，不仅听，还将它抄了一遍，更重要的是她还能理解。

徐文兵：我老婆的外婆也快一百岁了，她之前在日本的托老所住了一段时间，她也说过类似的话："跟那些八十几岁的人待在一起没劲。"我的妈妈八十岁了，学堂、诊所的学生们都叫她师奶，她在经历过大是大非后，依然平和。这种健康老人的心态，就是阴阳和平。

那些心怀怨恨的人，通常会呈现两种生活状态：第一，他活不长；第二，他的生活质量不高。

梁冬：很多时候会存在幸存者偏差，也就是你能看见的都是这个人本来活成的样子，你会觉得他就应该是这样的。其实，大部分人已经变成了不幸存者，没能活下来，没有让你看到这种偏差。

当你见过"无为惧惧，无为欣欣"的人后，就会心生一种信心。如果你只是在文字上跟他聊，很容易产生一种文字概念上的空洞感。

徐文兵：自暴自弃的人有一个最大的特点，就是无所谓。其实，无所谓就是不想活了。

梁冬：有种人口口声声说自己无所谓，其实对什么都有所谓，比如在点菜的时候，他不吃鲍鱼，觉得蛋白质太高；他不吃素菜，觉得太素了。这种人就让人觉得很烦。

4. "婉然从物，或与不争"

阴阳和平之人没有棱角，
会把蛋糕越做越大

"舍己从人"是一种做人的状态

梁冬：接下来是"婉然从物，或与不争"。

徐文兵："婉然从物"，说的是阴阳和平之人没有棱角。"婉"，第一是形容声音好听，如果声音刺耳，就不叫"婉"。我们常说的委婉、婉转，意思就是柔和、不刺激、不刺耳，温婉指的也是这种状态。

基本上，每个人最怕听到的一种声音，就是用泡沫塑料刮黑板的声音，或用铁锹铲沙子的声音。"婉然从物"就是说一个人处于一种委、圆，甚至有点儿圆滑的状态，他不会跟别人发生冲突。

"从物"是什么？有个成语叫"舍己从人"，意思是你先跟着对方的反应，以及对方使劲的方向走，然后在对方发泄到极点的时候，你再去发力，而不是像现在的拳击比赛一样硬碰硬。

舍己从人不仅是一种练功的功法，也是一种做人的状态。比如，我们在帮人看病的时候，很容易陷入一种情节——我拯救了你的生命，但扁鹊很早就建立了一套中医伦理学，其中说到"余非能生死人，因其自当生，余使之起尔"，意思是

"婉然从物"，说的是阴阳和平之人没有棱角。

舍己从人不仅是一种练功的功法，也是一种做人的状态。

153

之所以你把他的病治好了，是因为他有自愈能力，而你只是帮了他一把，真正让他活下来的是他的神和气。

这种舍己从人的心态对别人是一种最大的尊重。我们把自己的身段放低，第一，不盛气凌人；第二，对别人不尖酸刻薄，或给别人带来一种伤害，总是让他们感到舒服。

很多人遇到比自己重要的人时，上前就问别人："你还记得我吗？"这句话特别容易让人陷入一种尴尬的状态，因为对方的反应肯定是"我记不住你"。因此，真正让人不陷入尴尬的方法，就是主动介绍自己是谁，我们什么时候、在哪里见过，这就给别人一种善意的提醒。

阴阳和平的人在跟人相处时，不会给人一种盛气凌人、以势压人的感觉，而且还会有意无意地让别人感到舒服，这就是"婉然从物"。这个"物"包括了人物、植物、动物，因为这种人带来的气场和眼神，让跟他相处的动物都觉得舒服。因此，虎狼群中也能立身，是种真实的存在。

一个一两岁小孩儿在那里高高兴兴地玩，但你上去抱他，他就会躲或哭闹。你这么做是不对的，应该回去检讨自己的德行是否有问题，因为小孩儿是赤子，他对这种东西是相当敏感的。"婉然从物"就是尊重别人，并对别人不构成冲突，不构成压迫，不会让对方陷入痛苦和尴尬。

小人的特点就是把你变得更 low；贵人的特点就是会发现你潜在的价值，发现你可贵的地方

梁冬："婉然从物"和圆滑的区别在哪儿呢？

徐文兵："婉然从物"的人在跟对方相处的时候，不是委

我们把自己的身段放低，第一，不盛气凌人；第二，对别人不尖酸刻薄，或给别人带来一种伤害，总是让他们感到舒服。

"婉然从物"就是尊重别人，并对别人不构成冲突，不构成压迫，不会让对方陷入痛苦和尴尬。

曲求全，不是牺牲自己的方向和节奏。这就好像我们在开车的时候，有一个重要的观念——让速不让道，意思是如果前面有一个人违反了交通规则，而你是正常行驶的，那你可以减速，但不要改变自己的方向。

阴阳和平之人的格局和视野是高于一般人的，"婉然从物"对他来说不构成损失和伤害，他也不计较物质或其他层面上的损失和伤害。

梁冬：我们应该让孩子在小的时候丰沛一些，因为他生活的圈子很重要。

徐文兵：比如他的同学、玩伴。正所谓"天之道，损有余而补不足"，当你处在一个比较 low 的圈子中时，你的能量就很容易被别人吞噬或瓜分。

梁冬：我们要不要主动选择自己的圈子？

徐文兵：这个问题可以用一种比喻来回答：装螃蟹的篓子有一个特点——没盖，这是因为螃蟹爬不出去，一旦它想爬出去，下面的螃蟹就会把它拽下来。这就叫"同气相求"，意思是你在与自己的气息能量场匹配的情况下，跟对方待在一起会比较舒服；但当你进入与自己的气场不同的圈子时，如果你的气场强，其他人的气场弱，那你基本上就会被扯下来，当然也有可能是你把其他人带动起来，但这种情况比较少见。

当我们处在一个能量水平的时候，周围的朋友是一种人，但如果我们的能量格局提高以后，我们就会在无意中换一帮朋友，因为你已经跟原来的朋友基本上没话可说，你跟他们相处不舒服，他们跟你相处也不舒服，而后，你就换了一批跟自己的能量、情趣、志向相投的朋友。因此，选择朋友很重要。

我们应该让孩子在小的时候丰沛一些，因为他生活的圈子很重要。

装螃蟹的篓子有一个特点——没盖，这是因为螃蟹爬不出去，一旦它想爬出去，下面的螃蟹就会把它拽下来。

我们经常说要远离小人，亲近贵人，小人的特点就是把你变得更 low；而贵人的特点就是会发现你潜在的价值，发现你可贵的地方。

以前有句话叫"死狗扶不上墙"，但我们不是死狗，我们想挣脱着上墙，这时贵人就会托你一下。我们一定要远离那些 low 的人，去跟能量、格局、事业更高的人亲近、接触。就像下棋一样，你总是跟水平不如你的人下棋，虽然会有短暂的快感，但长此以往你就会变得跟他们一样。

我们在 low 的时候理解不了高人的心态，而高人在能量场大的时候，会以释放自己的能量为快乐。当我们的能量低的时候，总是在想自己要付出的话该怎么办；但能量高的人不会跟你一般见识，他如果认为你是一个有上进心的人，就会觉得帮你是件轻松平常的事，而且他基本上是不求回报的，以付出本身为快乐。

如果你把竞争对手灭掉了，你也活不长

徐文兵："或与不争"中的"与"有两层意思：第一层意思是和，也就是 and 的意思；第二层意思是付出、给予。晋商在做买卖的时候，把客户不称为客户，也不称为上帝，而是称为相与，意思就是做买卖从来不便宜，而是你有所需，我有所与，然后双方交换，彼此都得到了满足。在这种情况下，双方的交情会变得很长久，达成的买卖也不是一锤子买卖。如果不是相与，而是我掠夺或我被牺牲，这件事就不会长久。

现在，在人事关系中，很多人总觉得你占了我的便宜，我牺牲了，总好像是不情不愿的，但世界上存在一种关系，它是情愿的，而且是交换的。在以前的"士农工商"社会中，商

被看得最低，这也抑制了当时社会的发展，实际上也存在一种可能——互相拿自己的东西做交换，而且双方都心甘情愿。

因此，"或与"的意思就是一种相互的付出。"或"是不一定、不定时、不定期或不定人，是一种因时、因地、因人的条件。

"不争"是什么意思？无为和不争是道家的两种主要思想主张，有一句话叫"夫唯不争，故天下莫能与之争"。有一种情况是，由于资源有限，它不是你的就是我的，争就出现了，这就不是一种相与的状态；还有一种情况是，由于见识、见地、境界、眼光的不一样，有些人会把一件事看得很死，觉得有你的就没我的，不是你死就是我活。

但高层次的人不这么看问题，他会把蛋糕越做越大。比如，街上一家饭馆开张，另一家饭馆也开张了，对此，低层次的人会认为你抢了我的生意，然后想着把你"弄死"或赶走；高境界的人会觉得市场很大，人很多，如果我们共同做生意，可以吸引更多的客人，也有更多的选择，你跟我不是竞争关系，而是一种互相成就了更大市场的关系。

争带来的就是敌对。现在很多的企业文化都是敌对，比如做一件事的公司有几家，这些公司就想着一定要把其他公司灭掉，并且提出口号，分多少天把谁消灭。其实，这是一种很 low 的视野，因为从某种程度上来说，如果你把竞争对手灭掉了，你也活不长。

梁冬：有一个词叫存量思维与增量思维。存量思维就是一种零和游戏，也就是我得到了你就没有了，你得到了我就没有了；增量思维是一种博弈的共存关系，也就是当我们在一起的时候，可以把一件事做得更大。

陆广莘老先生曾经说过一句话，他说北京的簋街形成了

"或与"的意思就是一种相互的付出。"或"是不一定、不定时、不定期或不定人，是一种因时、因地、因人的条件。

由于见识、见地、境界、眼光的不一样，有些人会把一件事看得很死，觉得有你的就没我的，不是你死就是我活。

争带来的就是敌对。现在很多的企业文化都是敌对，比如做一件事的公司有几家，这些公司就想着一定要把其他公司灭掉，并且提出口号，分多少天把谁消灭。

一种共同生态，饭馆越开越多，大家的生意就越好。

徐文兵：还有一个例子是中国国家乒乓球队，体育竞赛最大的特点就是争，但中国国家乒乓球队争到了天下无敌，无论单打、双打、混双等比赛的前三名全是中国队。这就导致整个乒乓球没有市场，胜负没有悬念。这种争的结果就是把对手全消灭了，因此，后来出现了两条出路，一条是国际乒联站在全球发展的角度上，通过不停地修改规则，来限制中国国家乒乓球队的发展，比如，把球做大，限制贴乒乓球拍的胶，不许在桌下发球……但这种解决方法并不太可行，因为每次改完规则没过半年或一年，中国国家乒乓球队就利用这些规则取得更好的成绩。

另一条出路就是培养对手，让中国的教练带海外兵团，从而提高节目的娱乐性和观赏性。以前，中国的"前三板"是最厉害的，也就是说，通过发球、第二板、第三板，一场比赛的比分就没有了任何悬念，但这不具有观赏性。后来，为了提高观赏性，增加了打乒乓球的回合，这样就有了观众、市场，就能把这份事业做大。

争，用北京话说就是"鸡贼"。鸡贼的含义不是铁公鸡，不是吝啬，而是说一个人的视野、格局很小，他只能在一个很 low 的圈子中跟别人争。

鸡在吃食的时候有一个特点，不盯着盆里的食物，而是盯着其他鸡嘴里的食物，并想办法把食物抢走，它成功的条件就是其他鸡的失败，这就叫"鸡贼"。

杜甫写过一句诗："鸡虫得失无了时，注目寒江倚山阁。"意思是很多只鸡在争一只虫子，他认为如果自己到了这种地步，跟他们一般见识，真的没有意义，还不如抬头看着山河，他的视野就很大，这叫"不鸡贼"。

5. "与时变化"

在变的过程中找到让自己最舒服的状态

时变了，我也要跟着变

梁冬："与时变化"是什么意思呢？

徐文兵：道家最厉害的一个世界观是，"世"指的是时间，三十年为一世，"界"指的是空间，因此，世界指的就是时空。我们经常说的宇宙，"宇"指的是空间，"宙"指的是时间，因此，有人把宇宙翻译成 universe，这是一件很 low 的事。

道家、中国传统哲学或中医，特别重视时间对一个人的影响，包括他的身体结构，能量的生发和收敛，以及能量的控制和释放，也就是要根据时间来变化自己生命的节奏。

以前，我们在讲《黄帝内经·素问·四气调神大论》的时候，讲到昼夜的变化对人的影响。君子或阴阳和平之人，特别重视"与时变化"，也就是说，时变了，我也要跟着变。

梁冬：在三维世界里，三维的人把时间当成一个常量，而当你把时间作为一个思考问题、解决问题和看待问题的对象时，时间就变成了一个变量，也就是指四维的人在四维世界中，把三维的问题看得很简单。因此，我们在看问题时，只要把它引入多个维度，你得到的解决问题的方法就很多。

徐文兵：刘慈欣引出了一个概念叫"降维打击"，意思

> 我们经常说的宇宙，"宇"指的是空间，"宙"指的是时间，因此，有人把宇宙翻译成 universe，这是一件很 low 的事。

> 我们在看问题时，只要把它引入多个维度，你得到的解决问题的方法就很多。

就是当你在考虑问题的时候，如果少了一个参数和维度，你就会比别人差很多，而其他人站在那种高度上看你，就觉得你特别蠢笨，就像我们看到蚂蚁走进一个闭合的环里永远走不出来一样。

现在，很多人的生活中没有时的概念，也就是说，他考虑的所有问题，包括身体的健康、疾病的恢复，完全没有时的概念。他认为日出而作、日落而息跟自己无关，只要睡够多少个小时就好，完全不会考虑时的变化对自己的生命节奏产生的影响。也有的人除了不关注这种影响外，他还反着来，也就是白天睡觉，晚上兴奋，这就是跟天地变化的规律作对，事实证明，这么做最后会导致各种奇怪的恶性疾病发生。因此，君子观察时，不是势，也不是地，而是严格地遵循时的变化规律。

梁冬：当年的 SARS 事件是在 5 月 22 日左右，也就是小满的时候，突然一下子全被解决了，人们没有发明出什么药或做其他事，但就是好了。其实，在很多时候，时间才能解决大问题。对新型冠状病毒性肺炎，人们做到信息透明，进行隔离，这都是应该的，但也有一些人认为不一定能马上发明出特效药，而特效药可能就在时间里。

徐文兵：很多人认为时间能治愈一切，但这是不成立的，而且它是有条件的。如果时间的变化、能量场的变化、能量方向的变化与你身体的变化是同步的，那你就有可能治愈以前的伤痛。太阳每天都会升起，但你心中的太阳如果没有随着一起升起，那你内心的伤痛就永远不会消失。通过医生的调理，把该升起的阳气帮你引回到那个位置，伤口才会愈合。

高级的医生在给你治疗的时候，会特别巧妙地借助天地之气，这样医生省劲，也省药物。

事实上，每种中药都带着它的时空特点。比如，今年的稻米和去年的陈仓米，它们的模样虽然是一样的，但带来的能量是不一样的。现在，我们都是直接到超市买现成的米，然后把它做成饭，但日本人不是，他们会用一种叫打米机的机器，在准备做饭的时候，把带有稻壳的稻子放进去，现打出大米，然后再做饭。因为稻壳本身就是一种对内在胚芽、胚胎最好的保护，能减少大米营养成分的流失，现吃现打则最大限度地保留了它的气和味，这就是一种很高级的做法。

稻米是一种物质，也是一种空间概念，如果把时间概念注进去，你思考这个问题就完全不一样了。

再比如药店卖的灌装的三七粉，它有点儿苦味，还有点儿甜味，但就是没有香味，如果你今天要吃三七粉，现把三七块打成粉，在打的过程中你就能闻到它的香味。

"药补不如人补"

梁冬：现在有一种流行的说法，叫"药补不如人补"。很多人在结婚或换了一种亲密关系后，就变得年轻了很多。有的人经常和年轻人在一起，对他是有帮助的，比如日本的一些养老院，就是临近幼儿园的。

徐文兵：比较过美国、巴基斯坦、中国、日本的养老院后，我们就会发现，中国古代四世同堂的养老方法是最好的，因为老年人死气沉沉的暮气和中年人平稳的稳定之气、小孩子活泼升腾的阳气完全融合在一起，他们首先是不同，然后有和。

梁冬：北京的长安街上有很多乌鸦，这些乌鸦跟人一样

事实上，每种中药都带着它的时空特点。

稻米是一种物质，也是一种空间概念，如果把时间概念注进去，你思考这个问题就完全不一样了。

中国古代四世同堂的养老方法是最好的，因为老年人死气沉沉的暮气和中年人平稳的稳定之气、小孩子活泼升腾的阳气完全融合在一起，他们首先是不同，然后有和。

是有通勤的，它们白天出去找食，晚上才会回故宫住。它们在找食的时候，就会停在长安街外面的树上。如果树上站满了乌鸦，其他乌鸦就会找另一个地方盘旋，我们可以发现它们在一些大院中盘旋得多，在另一些大院中盘旋得少。乌鸦经常盘旋的大院有很多老人，也就是说，乌鸦闻到了人气。

徐文兵：因为乌鸦是典型的腐食动物，对腐肉的味道或即将变成腐肉的味道是相当敏感的，因此，中国有一个传统说法——乌鸦报丧。

其实，老年人身上有固定的味道，我们叫"老人味"。老人味并不是由于不洗澡而产生的味道，而是由于身体菌群变化或其他各种变化产生的一种味道。

梁冬：怎么才能调整老人气呢？

徐文兵：喝酸奶是其中的一个方法，另一个方法是现代西方科学疗法，就是粪便移植。人衰老或患上很多老年病的原因，就是肠道菌群变了。有人尝试把健康人或中年人、青年人的菌群，移植到老年人的肠道中。但这存在一个问题，细菌不管多健康，都有自己的生存条件，可是老年人并不是没有这种细菌，而是没有给健康细菌的生长提供适应的环境。

中医调整的办法，就是改变老人肠道菌群的生态环境。比如，在张锡纯写的《医学衷中参西录》中提到了一个方子，治疗大病后正处于恢复期的人，也就是消化功能特别差的人，不能先吃五谷、肉，而是要用"一味薯蓣饮"这个方子。薯蓣就是我们常见的长条山药，大病以后身体特别羸弱的人喝用薯蓣煮熟了的水后，具有长肌肉、长头发、黑头发及其他补益作用，这些在《神农本草经》中得到了验证。

薯蓣是植物的块茎，含有丰富的淀粉以及少量蛋白质，淀粉就是碳水化合物，它被分解后就是糖。我们的身体要长

其实，老年人身上有固定的味道，我们叫"老人味"。老人味并不是由于不洗澡而产生的味道，而是由于身体菌群变化或其他各种变化产生的一种味道。

中医调整的办法，就是改变老人肠道菌群的生态环境。

薯蓣就是我们常见的长条山药，大病以后身体特别羸弱的人喝用薯蓣煮熟了的水后，具有长肌肉、长头发、黑头发及其他补益作用，这些在《神农本草经》中得到了验证。

肌肉，需要有脂肪、蛋白质，但薯蓣却没办法提供这些，那为什么说它能让人长肌肉呢？后来临床实践发现，它确实有这样的功效，只不过它不是直接让人长肌肉，而是通过喝薯蓣饮先培养肠道菌群。它就相当于细菌培养皿中的琼脂，改善了肠道的菌群环境，人们喝完薯蓣饮后，再喝点儿酸奶或吃点儿五谷和肉，健康的肠道菌群就会把这些食物转化成身体的精血，然后身体就开始变得丰满、充盈、壮实。

老年人身上的气味并不是他本身的味道，而是跟各种寄生在他身上的菌落有关。

以前的公共厕所叫旱厕，就是一个大粪坑，里面全是大家的排泄物，而这些排泄物发酵后，不仅可以作为一种肥料，还能用于防止搬运尸体的时候中邪气或尸毒。用北京话来说，公共厕所的臭味就叫"正味儿"，其实，这就是健康的肠道菌群该有的味道，但很多人在生病的时候，排出的便的味道就是恶臭的。

老年人身上的气味并不是他本身的味道，而是跟各种寄生在他身上的菌落有关。

梁冬：有一群研究菌群、微生物、干细胞、基因的科学家们，比较关注肠道菌群，他们认为肠道菌群还跟温度有很大的关系。我认识的一个大夫用一种方法治病，让病人喝20℃以上的不同温度的水，他还有一套完整的测量和辨识的方法，这对绝大部分老百姓来说是最好的方法，因为最便宜。此外，他还有一个观点——现在很多人没有意识到，中医更多的是从物理学的维度看病，比如温度、压力差、压强、电信号等，都是物理学的名词。

徐文兵：一位中科院纳米所的首席，当他研究在纳米程度上的身体中各种物质的变化时发现，这其实是一个物理变化。比如，一种黏稠的液体怎么在不强大食物的压力下，从粗的管子流动到细的管子中，然后又从细的管子中渗透到细胞里，液体流动靠的就是流体力学。而他的结论是，中医是一种物理现象。

为什么实验室研发出的抗癌、化疗的药，用到人的身上就会失效或半效？他认为这是一个物理问题，这种药在实验室研究时，处于固体坚硬的培养皿中；而在人体内，它面对的是柔软的组织。从支撑药物的力学角度上，就改变了它的药效。

梁冬：我相信一群认同中医的研究物理的人，他们从信号学、微电流，甚至从其他领域和中医进行结合，也许就能发展和寻找出一些既有实用性又有基础理论拓展性的成果。

"与时变化"有两个条件，一个是顺应，另一个是和

徐文兵：其实，"变"和"化"是有区别的，我们上中学时学过物理变化和化学变化，把一块铁熔化成液体，再打成各种刀具，它还是铁，这叫"变"；但铁生了铁锈，变成了二氧化三铁或三氧化二铁，这就叫"化"。前者是物理变化，后者是化学变化。

"与时变化"包含的内容很多。时的变化，比如春生、夏长、秋收、冬藏，长夏就叫"化"，总结起来就是生、长、化、收、藏的过程。梁山伯与祝英台最后变成了蝴蝶，就叫"化蝶"，其实，这是更高级别的升华。有形的肉身诞生了很多无形的动作变化、能量变化、情绪变化、思想变化……这些都叫"变化"。

"与时变化"有两个条件，一个是顺应，另一个是和。顺应就是冷了就收藏，热了就发散，但到了极限就会出问题，

时的变化，比如春生、夏长、秋收、冬藏，长夏就叫"化"，总结起来就是生、长、化、收、藏的过程。

发散太过会中暑，冷得太过会冻伤。因此，这里就引入了另一个条件——应和，热了就防暑降温，冷了就生火取暖。

"与时变化"不是说一味地跟着走，而是在变的过程中找到让自己最舒服的状态，就是调和。

应和，热了就防暑降温，冷了就生火取暖。

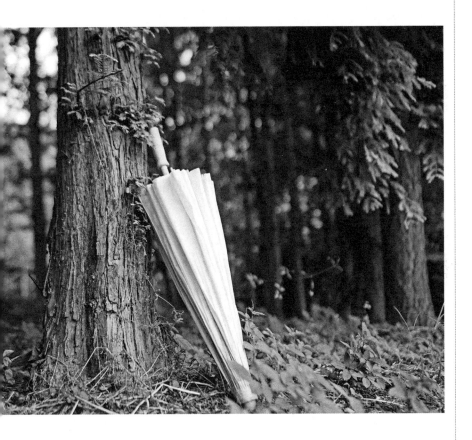

『与时变化』不是说一味地跟着走，而是在变的过程中找到让自己最舒服的状态，就是调和。

6. "尊则谦谦"

阴阳和平之人：被人敬仰时表现出的是"谦谦"状

在每个人的身上学到自己能学到的东西

梁冬： 接下来是"尊则谦谦"。

徐文兵： 这句话是说阴阳和平之人被人"尊"的时候，表现的状态很"谦谦"。因为他随和、"婉然从物"，跟他相处很舒服，很容易被大家供奉到一个很高的位置上，但他碰到这种情况后，表现出来的是"谦"（"谦"是一个卦，卦象叫"山隐地中"）。

我们看到高山，通常给人的第一感觉是让人抬头仰望，第二感觉是高山自带的气场和气势会给人带来压迫感。谦卦最有意思，它是高山，但它隐在地下，虽然有能量，有蓄积，但不表现出来，不给人造成压迫感、控制感，不让人不舒服。所以，阴阳和平之人最大的特点，就是被人敬仰的时候表现出的是一种"谦谦"的状态。

我碰到很多"谦谦"的人，我发现真正的谦，一定是内在充分的，这种人之所以表现出"谦谦"，是因为他见过更高的山，很难想象一个自认为老子天下第一的人会表现出"谦谦"。

梁冬： 一个人之所以能成为今天的大成就者，是因为他

我们看到高山，通常给人的第一感觉是让人抬头仰望，第二感觉是高山自带的气场和气势会给人带来压迫感。

阴阳和平之人最大的特点，就是被人敬仰的时候表现出的是一种"谦谦"的状态。

能在每个人的身上学到自己能学到的东西，他发现你的身上有一点点好东西，他也觉得特别好。因此，优秀的人觉得你好，不是因为你好，而是因为他本身足够好，而且他会越来越好。

我们在被那些优秀的人表扬的时候，不要产生错觉，你应该从他那里学到一种东西——对世间万物保持好奇，并且寻找别人身上值得自己学习的地方，其实，这就是"三人行"的概念。

优秀的人觉得你好，不是因为你好，而是因为他本身足够好，而且他会越来越好。

你在挑别人错的时候，其实是把自己当成了高山

徐文兵：你在挑别人的错的时候，其实是把自己当成了一座高山，觉得自己有指责别人的资格和权力，这个定位就错了，如果你把自己的位置摆得那么高，就已经发展到巅峰了，那你这辈子剩下的就是走下坡路。

我听过一个大佬说："要永远对这个世界保持好奇。"这种求知欲和好奇心，是心神生动活泼的表现。我发现过了四十五岁后，这种好奇心就减少了，换部新手机都会觉得烦，因为你还得学怎么用，还要把各种相片、程序重新导入，学习各种新功能……人一旦产生烦的情绪，其实就是精力不够的一种代偿表现。

你总是在抱怨，在挑别人错的时候，你就知道自己 low 了，心气不够了，对这个世界已经失去了进取和探索的心。还有一种更可恶的状态，就是假装谦虚："请你批评指正。"其实，他的真实意思是请你好好夸我，夸得不到位还不行。

梁冬：在这个互联网普及的时代，当信息被抹平后，大

对世间万物保持好奇，并且寻找别人身上值得自己学习的地方，其实，这就是"三人行"的概念。

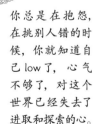

你总是在抱怨，在挑别人错的时候，你就知道自己 low 了，心气不够了，对这个世界已经失去了进取和探索的心。

家知道的东西都差不多，但在这种好像大家多少都懂点儿的时候，更要保持一种警惕。这种警惕就是，越来越多的人觉得你懂的我懂，我懂的你也懂，但差别在哪里？你可以成为一个口头禅的高级修行者，但与其那样，不如把一门学问或一件事做下去。

其实，"谦谦"的背后是一个很复杂的体系，但对于当今人来说，了解事情的广阔已经不那么重要了。因为大家都了解了，重要的是你如何把这种了解转化为自己的日常行为，也就是修为，我觉得这对大家是一个更高的要求。

徐文兵：如果被人"尊"了你不"谦"，甚至开始飘、开始狂，那么更大的坑就会摆在你面前。

梁冬：就像郭德纲老师说的："山外青山楼外青楼，能人背后有人弄。"因此，我们要保持一种危机意识。

徐文兵：浅薄无知的人，对这些东西是完全没有预警的，觉得被人"尊"、被人捧是应该的，甚至还觉得被捧得不够，而且他还有个特点，被人捧一次还挺客气的，第二次就觉得好像有点儿道理，第三次就坦然接受，第四次觉得你们对我的评价还不够……

"尊则谦谦"就是在被人捧、被人尊重、被人夸的情况下，能保持头脑清醒的人，他有强大的平衡，这就是阴阳和平之人。他之所以能保持镇定，其实是因为抽离感，能随时从自己的这件事里抽离出来。

梁冬：罗素说："一个人陷入崩溃的主要原因，其中一个征兆就是觉得自己的工作很重要。"因为你越觉得这件事很重要，你就越重视它，就越会被它绑架。所以，解脱的方法就是出离，从旁观者的角度来看这件事，就觉得特别可笑。他为什么能保持谦虚呢？因为他能像一个旁观者一样，看到别人捧自己时的那副嘴脸。

庄子讲的"六合之外"，就是从里面、外面、上面、下面，从过去看现在，从未来看过去。当你建立了多元视角、全息视角时，你看到的任何一件事，都不会让你产生过多的判断，原因很简单，因为同一件事，在不同的视角和维度下看，它完全呈现不同的状态，于是它产生的情绪反应就被综合了。因此，这种平和其实是一种多维度下和合出来的平衡感。

徐文兵：这种站在旁观者的角度观察自己的方法，需要我们有自知之明，《黄帝内经·素问·上古天真论》中有一句话是"以恬愉为务，以自得为功"，延伸出来的话题就是我不根据别人的毁誉来决定自己如何处世、自处。

"尊则谦谦"的另一面是，当别人贬低你、打击你、侮辱你的时候该怎么办，你是不是因为别人那么对你，就开始自虐、自残、自杀？

如果你做不到"尊则谦谦"，那你被人贬低的时候，就不会变得很庄重、稳重。所以，阴阳和平之人处事、自处的出发点，还是自得——我对自己有清醒的认识和评价，我不会因为你们捧我而变得狂妄，也不会因为你们贬低我而变得自卑。

"尊则谦谦"的另一面是，当别人贬低你、打击你、侮辱你的时候该怎么办，你是不是因为别人那么对你，就开始自虐、自残、自杀？

阴阳和平之人处事、自处的出发点，还是自得——我对自己有清醒的认识和评价，我不会因为你们捧我而变得狂妄，也不会因为你们贬低我而变得自卑。

7. "谭而不治"

人和人之间最好的方式就是
君子之交淡如水

梁冬：下面讲"谭而不治"。

徐文兵：有本书叫《菜根谭》，"谭"跟谈话的"谈"是同义词。"谭而不治"的人绝对不会有强迫心和控制欲，他会给你忠告，给你建议，但绝对不会付诸行动，用各种强迫的手段去控制、指派你。

因此，你跟这种人待着，他眼看着你要掉进坑里了，他会提醒你，但他也知道你不掉进一次坑里，是不会长记性的，该掉就掉吧。

我个人认为，改变别人有几种手段，一种是无言的改变，就是言传身教，不会说太多的大道理，而是直接就把事做到了。所以，阴阳和平之人会以一种无言的方式去做事，去感染你，给你提出一些建议、指导、忠告，但他不会强行介入去改变。

梁冬：有部电影叫《囧妈》，我看完有一个特别大的感触——中国有太多的父母，很害怕孩子犯自己曾经犯过的错，很努力地改变他们。其实，这是出现在中国一个比较普遍的现象。

徐文兵：其实，不仅是中国，在外国也一样。我治过

"谭而不治"的人绝对不会有强迫心和控制欲，他会给你忠告，给你建议，但绝对不会付诸行动，用各种强迫的手段去控制、指派你。

阴阳和平之人会以一种无言的方式去做事，去感染你，给你提出一些建议、指导、忠告，但他不会强行介入去改变。

很多外国病人，有两个病例特别有意思，2004年"非典"结束后，一个叫Paris的快六十岁的老太太来找我调养身体，她第一次找我是给她八十多岁的母亲看病。我检查完后对她说："你的母亲没什么大毛病，但你有问题，得来看病。"过了一两周，Paris老太太就来了，说的都是不痛不痒的病症，然后我就说："不是，你有比较深度的抑郁症。"说完后，她哭了将近半个小时，然后承认自己有抑郁症，而且已经吃了很多年的抗抑郁药，让我帮她治疗。

我给老太太治好以后，她又推荐了一个美国的老太太找我治疗，也是抑郁症。后来，我从这两个老太太的身上得出了一个结论，她们为什么会得抑郁症呢？因为她们都有一个强势的母亲，对还是儿童时她们的心理造成了严重的伤害。

梁冬：这就是妈妈夺取了爸爸的地位，本来该公鸡打鸣，现在母鸡的声音更大，所以，这种现象的背后是一种排序上的失位。

徐文兵：强势的母亲很容易培养出"奴才"的儿子，也就是"妈宝男"，"妈宝男"永远成不了男人。

现在，有的老一辈人骨子里的心态，始终认为"我生了你、养了你，我就永远保持对你的支配权和控制权"。

我个人认为，这种人活得很可怜，因为他没有自我，在没有自我的情况下，处处以介入你的生活来体现他的存在感，一旦我无法介入你的生活，你不让我介入你的生活，或我介入你的生活对你干涉无效，那我就失去了存在的意义，然后我就病了。

本质上，这种心态还是不自在，因此，很多健康的老人活得很明白，有自己的精神寄托，觉得孩子趁早别烦我了，

她们为什么会得抑郁症呢？因为她们都有一个强势的母亲，对还是儿童时她们的心理造成了严重的伤害。

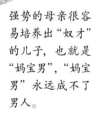

强势的母亲很容易培养出"奴才"的儿子，也就是"妈宝男"，"妈宝男"永远成不了男人。

该干吗干吗，你回来看看我，我挺高兴；你不看我，我也不痛苦，这就是活得很清楚。我现在越来越觉得，人和人之间最好的方式就是君子之交淡如水，我并不依附于你。

人和人之间最好的方式就是君子之交淡如水，我并不依附于你。

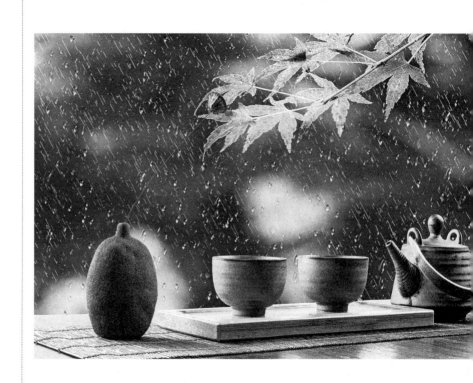

8. "是谓至治"

阴阳和平之人，自处和与他人相处都很舒服

对中医特别信任的人，不会贪求所谓的速效

梁冬：接下来讲"是谓至治"。

徐文兵："至治"就是最高级别的"治"，反过来还有最高级别的乱，就是"至乱"。

以前，我讲过"婚"和"姻"，"婚"是两个人的事，"姻"是家族联姻，因此，七大姑八大姨等各种人掺和进来后，结果就是"至乱"，本来是两个人的事，变成两个家族之间的事，最后就不可收拾。

跟人相处，帮助人的方法我们叫"王道"。什么叫"王道"？就是我尊重你的主体，你是一个主体独立的人，你应该对自己负责，而我只是提供建议和必要时的帮助。

人们经常有一种欺凌霸权的思想，我看你弱，我帮助你，你就得接受，这就是居高临下地视你为弱者。我接触的一些文明相对高级的人，永远强调一句话："Knock before you enter." 意思是进来之前先敲门，即便你帮助我，也应该先问我是否需要你的帮助。

所谓的霸道是什么？你什么都不懂，我来替你做主，强行介入，强行干涉，最后达到的结果不是"至治"，而是"至

> "至治"就是最高级别的"治"，反过来还有最高级别的乱，就是"至乱"。

> 人们经常有一种欺凌霸权的思想，我看你弱，我帮助你，你就得接受，这就是居高临下地视你为弱者。

乱"。一些国家就是霸道，觉得你不对就要打你，而且是打着帮你"建立民主，恢复秩序"的口号。

现在，很多地区的经济、政治、文化发展不平衡，加上外部势力的强行介入，就造成了一个很尴尬的局面——像夹生饭一样。有些口号是非常好的，但你要达到那个状态，需要几代人的努力，不可能一下就能达到，这都不叫"王道"。

中医有句话叫"王道无近功"，就是没有快速见效的局面。现在，大家追求的都是速效，速效就是强行介入，当身体被细菌感染了，干脆打一针抗生素，这么做造成的结果，一个是身体的抗病能力下降，一个是滥杀无辜，把自己的身体里健康的、有益的菌群也杀掉了。而见效慢的是培养身体内部的力量，最后达到驱走外邪、平衡自己的目的。

对中医特别信任的人，不会贪求所谓的速效。我们医生做的事，是协助他回神、恢复正气、恢复身体本身的生机和抗病能力，这样他四五年都不会生病，这就叫"王道无近功"。把这句话引申成另一句话是"王道近无功"，意思是让这件事发生，而不是去做这件事，反过来总想追求干什么，最后得到的结论是打压它本身。

做人做事，大家第一要发现自己的偏处、执处，然后争取通过各种调和的方法，让自己变成一个阴阳和平之人。阴阳和平之人最大的好处是自处很舒服，别人跟他待在一起也很舒服。

其实，道家也好，儒家也罢，都提到了中国人在几千年来一直期待的完美的样子——身心的平和、自处、怡然自得，不具进攻性，让所有人能共赢，存在一种增量思维，而不是存量思维。在容貌和行为举止上，体现出的自信和宽容，我觉得这些都是中华民族真正伟大的地方，因为它是我们的文化基因。

因为有了这种对美好人格状态的描述，我们开始心向往之，当你的内心相信有这种人的存在，并且愿意朝这个方向走的时候，那个念头一闪，光芒便出来了，你便踏上了成为那个更好的自己的道路。

有阴就有阳，有爱就有恨，有敌就有友

徐文兵：以上就是阴阳和平之人的特点。大家要注意，"平和"跟"和平"的顺序不一样，意思也是不一样的，"和"是第一，"平"是第二。现在，我们为了维持一种稳定、平衡，不惜去压制，是为了"平"，但这是"死平"，即一潭死水、万马齐喑。

如果把"和"放在前面，是允许不同价值观的人，不同生活方式的人尽情地"各从其欲，皆得所愿"，在这种状态下达到一种动态平衡。但很多人对此可能不理解，沿着不同方向，怎么可能维持一种稳定的状态？

大家记住，有阴就有阳，有爱就有恨，有敌就有友。从道家来看，他既然有那么张狂的一面，肯定会出现一种力量去抑制他，所以，"天之道，损有余而补不足"，就是在动态的过程中去增、去减，最后"平"，这不是它的手段，而是它的结果。

我说过，现在很多人吃素，而且站在道德的制高点、鄙视链的上端，鄙夷我们这些吃肉的人。我始终认为，吃素是修行的结果，而不是修行的手段。也就是说，你修到那个份儿上自然会吃素，而不是疯狂地压制要吃肉的欲望，把吃素作为一种修行的手段。因此，"平和"与"和平"，一个是强

> "平和"跟"和平"的顺序不一样，意思也是不一样的，"和"是第一，"平"是第二。

> 有阴就有阳，有爱就有恨，有敌就有友。

175

行压制，一个是鼓励自由绽放。"平"是结果，而不是手段。

"通天"的意思，就是我们是从能量的角度考虑一个人是什么性格，会做什么事，长成什么样……

"人法地，地法天，天法道，道法自然。"我们讲阴阳和平之人的时候，说要"与时变化"，天在变，表现在时的变化，昼夜的变化，四季的变化，我们当然要随着它去变化。同时对这种变化，我们要"应和"，"应"的意思是它是什么样，你就是什么样；"和"是不要突破极限，这叫"随天地"，随时为变，"与时变化"，时时刻刻不要高估自己。

我们是在天地的能量场上活动，从这个角度来看，我们就是蝼蚁，甚至连蝼蚁、尘埃都不如。

梁冬：把太阳之人、少阳之人、太阴之人、少阴之人和阴阳和平之人，放到"通天"这个大视野里去看，人自然会变得谦卑一点。

徐文兵：阴阳和平之人"尊则谦谦"，就是谦谦君子，温润如玉。

第九章

难道我一辈子就这样了吗

医生是做什么的呢？医生不是把磁力线规律地摆好，而是给一个适当的、某个方向的力度大小的振动，真正把磁力线摆好的是你的神，是你的磁场。因此，我们永远不要取代别人的神去做事。

经文：

　　古之善用针艾者，视人五态乃治之，盛者泻之，虚者补之。

1. "古之善用针艾者，视人五态乃治之"

我们永远不要取代别人的神去做事

梁冬：接下来一句是"古之善用针艾者，视人五态乃治之"。这里为什么讲到"针艾"了呢？

徐文兵：因为我们介绍了五种类型的人后，这时大家肯定会默默地想：我是什么样的人？下一个问题是：难道我一辈子就这样了吗？这句话的潜台词就是告诉你改变的方法，既然你是被通天的能量塑造的，那么我们借助能量的改变，同样能调整你的身心，不仅能改变你的长相，还能改变你的气质、情绪、行为方法、为人处事……让你从一个被人讨厌的人，变成一个受大家喜欢的人。

下一个问题又来了：你是怎么改变我的呢？由此就引申出非药物疗法——用针、艾（针指针刺，艾是艾灸），这两种东西没有让任何物质进入身体，但把你改变了，这说明我们考虑问题是超越物质的。

最有意思的一件事是，我在美国行医的时候，给病人针刺止疼的效果特别好，起针以后病人就跟我要那根针。他说："你的针是实心的。"意思就是为什么我没有给他打进去止疼类的药物？我跟他解释："我调的是你的气，是内在的 vital energy。"我们不用物质去改变你，而是通过针刺和艾灸，对身体内通天的能量的调节，就能改变你。

既然你是被通天的能量塑造的，那么我们借助能量的改变，同样能调整你的身心，不仅能改变你的长相，还能改变你的气质、情绪、行为方法、为人处事……让你从一个被人讨厌的人，变成一个受大家喜欢的人。

我们不用物质去改变你，而是通过针刺和艾灸，对身体内通天的能量的调节，就能改变你。

以前，我总是强调"田忌赛马"的故事，马没有变，为什么孙膑出了主意就赢了呢？因为他调整了顺序，调整了比赛的关系。关系是什么？关系中要发生能量交换，或我们现在学化学讲的化学键，其实，改变的是一种关系。

因此，一个人的每个内脏都是健康的，但他是不健康的，问题出在哪儿？就出在五脏的关系上。篮球队里的每个队员都能进 NBA，或到国家队，每个人都是好手，为什么组成一个队，有的队就赢，有的队就输？还是调整关系的问题，这就体现出教练的作用——这五个队员都很厉害，在这个教练的手下就拿冠军，在那个教练的手下就是一盘散沙。

我在小时候始终有一个困惑——乐队指挥好像是最没用的，大家都照着谱子拉呗；岁数越大，我越发现最重要的是乐队指挥，他调整的是每个人之间的关系。其实，关系的另一个表现就是节奏——什么时候快，什么时候慢，什么时候停顿。这些超越物质的能量问题、关系问题，都是无形而不可见的。如果一个人缺乏抽象思维能力，对这件事就理解不了。

梁冬："古之善用针艾者，视人五态乃治之。"

徐文兵：这句讲的不是形，不是你长什么样，而是你表现出来的状态。我们说一个人胖，胖不代表笨拙，有的胖子很灵活，看日本相扑比赛的选手们，一个个胖成那个样子，但是他们在场上就非常灵活，这叫"态"。所以，中医看病，肯定要看活人的动态，最高级的状态就是看他的眼神、神态。

"乃治之"的"治"，说明它是乱的，我们把它调回到一种健康的状态。

大家可能都玩儿过磁铁，玻璃板上放一堆杂乱无序的铁屑，在底下放一块磁铁，然后给玻璃板一个振动，这时非常

> 中医看病，肯定要看活人的动态，最高级的状态就是看他的眼神、神态。

规律、漂亮的磁力线突然就出来了，这就叫"从乱而治"。它的背后是什么？谁来控制这件事？现在解释为磁场，我们中医认为，人是有神的，神掌握你的物质、气体、液体、血液、半固体、固体的形和态。如果神被蒙蔽或神脱离了，就会导致形和态的改变。

医生是做什么的呢？医生不是把磁力线规律地摆好，而是给一个适当的、某个方向的力度大小的振动，真正把磁力线摆好的是你的神，是你的磁场。我们永远不要取代别人的神去做事。

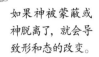

如果神被蒙蔽或神脱离了，就会导致形和态的改变。

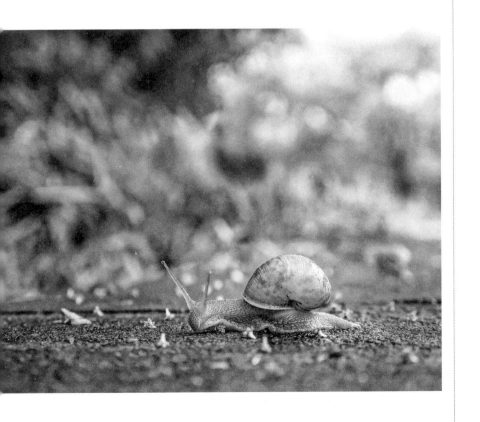

我们永远不要取代别人的神去做事。

2. "盛者泻之，虚者补之"

补是补漏洞，不是往里加东西，往里加东西叫"益"

盛和虚，就是我们讲的阴和阳的多寡，不管阴还是阳，多了都不对。

梁冬：接下来是"盛者泻之，虚者补之"。

徐文兵：盛和虚，就是我们讲的阴和阳的多寡，不管阴还是阳，多了都不对。我以前说过，"物无美恶，过则为灾"，所以，太阴之人是阴太多，太阳之人是阳太多，这种情况都不好。我们现在说，阴里有阳，阳里有阴，只不过是表现出来的形式、形态，或温度、活跃程度不一样。

基于这种状态，我们判断它的多寡。如果它多了，就泻之；如果它不足，就把它补上去。从针、艾两个角度来讲，针里有补泻，用艾条也可以补泻，但就针和艾对立而言，一般来讲，艾偏补阳，针偏泻阴。

我们说人参味甘，大补元气，"补元气"是补元气泄露的漏洞，而不是往里加东西，加东西叫"益"。

梁冬：针和艾各有补泻的侧重。

徐文兵：补是补漏洞，不是往里加东西。所以，我们说人参味甘，大补元气，"补元气"是补元气泄露的漏洞，而不是往里加东西，加东西叫"益"。

当补好了以后，再往里加东西叫"益"。这里说的是"补"，而不是"益"，真正的益，就得吃粮食。

黏稠度高的东西都有补的作用，比如，人参偏补肾之气，熟地偏补肾之阴，饴糖、黄明胶都能非常好地补脾胃之气，白芨可以补肺，治疗咳血……。这些都是补的药物，黏稠性非常好。当补好了以后，再往里加东西叫"益"。这里说的是"补"，而不是"益"，真正的益，就得吃粮食。

第十章
太阴之人与少阴之人如何调治

作为一个人，你的心里必须有一个关于人的模型：见什么人说什么话。这句话既是贬义词，在某种程度上来说，它也是褒义词，说明你起码心里是了然的。

经文：

黄帝曰：治人之五态奈何？少师曰：太阴之人，多阴而无阳，其阴血浊，其卫气涩，阴阳不和，缓筋而厚皮，不之疾泻，不能移之。少阴之人，多阴少阳，小胃而大肠，六腑不调，其阳明脉小而太阳脉大，必审调之，其血易脱，其气易败也。

1. "黄帝曰：治人之五态奈何？少师曰：太阴之人，多阴而无阳，其阴血浊，其卫气涩，阴阳不和，缓筋而厚皮，不之疾泻，不能移之"

太阴之人的调治方法

太阴之人的血液是污浊的，能量很低

梁冬：接下来是"黄帝曰：治人之五态奈何？"

徐文兵：上面提到了一个大的原则——不用药物就可以调整人的偏性。因此，黄帝继续追问具体的方法，下面就是非常详细的解释。

先说一下太阴之人的补泻办法，少师说"太阴之人，多阴而无阳"，"无阳"基本上就是死人了，几乎"无阳"，但不能说绝对"无阳"。太阴之人为什么表现出这种样子？因为他的身体里阴性的物质、阴寒的能量、阴毒的心性太多了，缺少阳光，缺少温暖，缺少流动。

梁冬："其阴血浊，其卫气涩"。

徐文兵："其阴血浊"，从物质层面来讲，他的阴血是浊的（浊就是不清），现在说的血脂高、血糖高、尿酸高、胆固醇高，说明人的血液是污浊的。

清水和浊水流动的一个最大的特点，就是清水流得快，

太阴之人为什么表现出这种样子？因为他的身体里阴性的物质、阴寒的能量、阴毒的心性太多了，缺少阳光，缺少温暖，缺少流动。

现在说的血脂高、血糖高、尿酸高、胆固醇高，说明人的血液是污浊的。

浊水流得慢。清水在血管里，能把细胞里污浊的东西带走，因此，太阴之人的血液是浊的。

浊还有一个特点叫"沉"，所以，给太阴之人扎针的时候不容易出血，还有他的血色发黑，性质是很浊、很黏。

说完物质，下面就开始说气了。

以前我讲过卫气，其实，每个人的身上都散发着一种热量，我们的感觉是身上都笼罩着一层气，身体好的人的气就厚一点，气场强大一点。笼罩在人身上的这层气不是物质，而是能量——卫气。

卫气有个特点，有点儿像国防部队，必须是机动性很强的，也就是说，让你身体温暖的能量，它的分布是不均匀的。如果碰到危急状况，你的神去调动它，快速反应，哪儿有问题卫气就过去了。这个快速反应，我们用一个字表示就是"滑"，但你看太阴之人是什么样的？是涩，"卫气涩"的意思是不流利，缓慢、迟缓、反应慢半拍，甚至不反应，基于污浊的血，它只能产生这种不流动的气。

太阴之人的皮特别厚，
表现出来就是厚颜无耻

梁冬："阴阳不和，缓筋而厚皮。"

徐文兵：总体来讲，这种状态叫"阴阳不和"，这种人活的状态，前边已经定性了——"多阴而无阳"，阳气都几乎没有了。

阴阳不和怎么办？第一，如果是多了，就减少；如果是虚了，就补充。当气不够的时候，只能靠有形有质的物质去抵挡外邪的入侵，因此，这种人慢慢就长成了"缓筋而厚皮"

（旁注）给太阴之人扎针的时候不容易出血，还有他的血色发黑，性质是很浊、很黏。

（旁注）卫气有个特点，有点儿像国防部队，必须是机动性很强的，也就是说，让你身体温暖的能量，它的分布是不均匀的。

（旁注）阴阳不和怎么办？第一，如果是多了，就减少；如果是虚了，就补充。

的样子，"筋"不是肌肉，而是肌腱，就是连接肌肉和骨骼的那个东西，它必须有柔韧性。

人必须有气，这样的话活动起来才有力量。如果你的气不够，就是一种萎和废的状态，而太阴之人的筋是缓的。

前面讲了，太阴之人的卫气是涩的，反应不过来，但他也要活着，要保护自己。因此，身体本能地就会慢慢地让腠理闭合，就干脆不对外开放，他觉得自己不行了。

太阴之人的皮特别厚，这是他身体的一种代偿反应，而皮厚代偿出的状态就是厚颜无耻。你看太阴之人做的那些事，剥夺别人的东西不会觉得愧疚，一点儿难过都没有，一般人到不了那种无耻的境界。

梁冬：一切道德和性情上的东西，都有物质基础、生理基础、能量基础，还有结构基础。

徐文兵：你改变了这些基础，他就变成了另一个人；你不改变这些，即使被意识左右后有所改变，也不会持久。

如何改变太阴之人身心的异常

梁冬：下一句是"不之疾泻，不能移之"。

徐文兵：这是倒装句，是为了强调，不疾泻之，就不能移之。"不之疾泻，不能移之"的意思是，如果不快速地把它放掉或泻掉，太阴之人的心理、生理、行为的异常是改变不了的。

古人的方法不是扶正祛邪，而是直接祛邪，祛邪完了，人们自然就恢复到了一种平衡。有些人需要安抚、需要鼓励，有些人就要被关到监狱或大放血。

我们经常说"贪而不仁"，让他付出或捐钱都是不可能

"筋"不是肌肉，而是肌腱，就是连接肌肉和骨骼的那个东西，它必须有柔韧性。

如果你的气不够，就是一种萎和废的状态，而太阴之人的筋是缓的。

的，对这种人只能用强制的手段，把他阴浊的血去掉以后，他的心态自然就会改变。

梁冬：通常是在什么地方放血呢?

徐文兵：我们一般都选体表上能发现的紫、蓝、黑凸起的地方，这种放血疗法跟西方早年特别野蛮粗暴的放血疗法是完全不一样的。我们会对身体有一个全面的评估，放血的时间、放血的部位、放血的量都很有讲究，太阴之人放出来的血大多都是污浊的黑血。

除了要放血，还有一个方法就是要让太阴之人涩滞的卫气变得流动起来。通常的方法，一种是灸，另一种是针刺。我个人认为，刮痧也是一种非常好的办法，很多人刮痧是刮不出痧的，像那种皮厚的人，什么时候出痧了，这就说明：第一，营血不太污浊了；第二，他知道疼了，知道身体在冒凉气、冒凉风，这时邪气出，正气回，卫气就过来了。

除了要放血，还有一个方法就是要让太阴之人涩滞的卫气变得流动起来。通常的方法，一种是灸，另一种是针刺。

2. "少阴之人，多阴少阳，小胃而大肠，六腑不调，其阳明脉小而太阳脉大，必审调之，其血易脱，其气易败也"

少阴之人的调治方法

少阴之人比太阴之人多了一点愤怒，多了一点阳气

梁冬：前面讲到了太阴之人的调治方法，少阴之人是"多阴少阳"。

徐文兵：我们先回忆一下少阴之人是什么样的。少阴之人见不得人好，好杀好害，内心有一种邪恶的东西存在，那个东西不释放出来，他改变不了自己的情绪、思维和为人处事的方式。他比太阴之人多了一点愤怒，多了一点阳气，还能把自个儿那种阴寒恶毒的东西发泄出来。

治疗少阴之人跟太阴之人还是有点儿不一样的。

少阴之人要好好调治胃和大肠

梁冬："小胃而大肠，六腑不调。"

徐文兵：胃和肠都是六腑，六腑都属阳，也就是说，少阴之人有点儿阳，但是不正经的阳，不正经的阳表现在六腑

少阴之人见不得人好，好杀好害，内心有一种邪恶的东西存在，那个东西不释放出来，他改变不了自己的情绪、思维和为人处事的方式。

189

上，就在两条阳明经上，足阳明是胃，手阳明是大肠，就是说，少阴之人的阳明经出问题了。

出了什么问题呢？一个大一个小或一个强一个弱，表现在胃的功能比较弱，大肠的功能比较强。大肠是藏污纳垢、传化糟粕的，胃是消化东西的。少阴之人很鸡贼，饭量不大，全用去算计了，肠道菌群肯定也有问题，没把食物化腐朽为神奇，而是化为了阴寒恶毒的东西。

少阴之人的大肠有两个特点。第一，蓄积的多，就显得大；第二，有人患有巨结肠症。再一个就是说，即便大肠不大，但它的功能比胃要强一点，这都是我们说的"小胃大肠"。

少阴之人阳气不正，身上总有邪火，怎么办

梁冬："其阳明脉小而太阳脉大，必审调之。"

徐文兵：号他的脉是"阳明脉小"。阳明脉小，一个是摸足阳明胃经的脉，足背动脉的波动是很弱的；然后号手阳明大肠经，就是我们的合谷穴（手阳明大肠经的原穴），它的

少阴之人很鸡贼，饭量不大，全用去算计了，肠道菌群肯定也有问题，没把食物化腐朽为神奇，而是化为了阴寒恶毒的东西。

少阴之人的大肠有两个特点。第一，蓄积的多，就显得大；第二，有人患有巨结肠症。

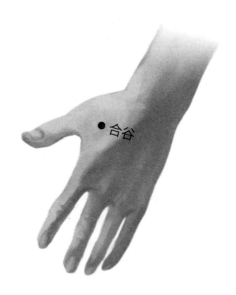

●合谷

波动也是弱的。

"太阳脉大"指什么呢？太阳脉包括两个，一个是手太阳小肠经，另一个是足太阳膀胱经。这两条脉主的是我们的六腑里最热的两个腑。

"大"代表两层含义。第一，这个人的阳气比较足，但我之前说了，这种阳气是偏的；第二，小肠的脉大，因为小肠跟心相表里，它代表一种心火，所以少阴之人身上有种按捺不住的邪火，要做一些伤害别人的事，他有攻击性。

然后，我们要"必审调之"，"审"就是详细地看，"调"好像是调整天平一样，针刺多少针，取几个穴位，要特别谨慎地掌握这个平衡。因此，调治少阴之人就比太阴之人复杂一点。

少阴之人身上有种按捺不住的邪火，要做一些伤害别人的事，他有攻击性。

用艾灸化解少阴之人的阴寒

梁冬：接下来是"其血易脱，其气易败也"。

徐文兵：调治少阴之人，第一件事就是不能放血，一放血，人就"过去"了。

关于"脱"的解释，一个叫"脱液"（脱水），另一个叫"脱气"，还有一个叫"脱神"，因为他的阳气也不足。如果医生给他用泻气的方法过于剧烈，就会"其气易败"。他既然不敢玩儿明的，喜欢躲在阴暗的角落里，就说明他的气不足。

调治少阴之人，第一件事就是不能放血，一放血，人就"过去"了。

对少阴之人治疗的总纲就是用艾灸化解他们的阴寒，把一个心怀阴寒、恶毒、仇恨的人，变成一个心态平和的人。或者你不给他艾灸，你用人格魅力去感化他，但你一定要冒着被毒蛇咬 N 多次且不死的风险，如果你觉得自己能行，那你就上。

本篇讲了太阴之人和少阴之人的调治方法。

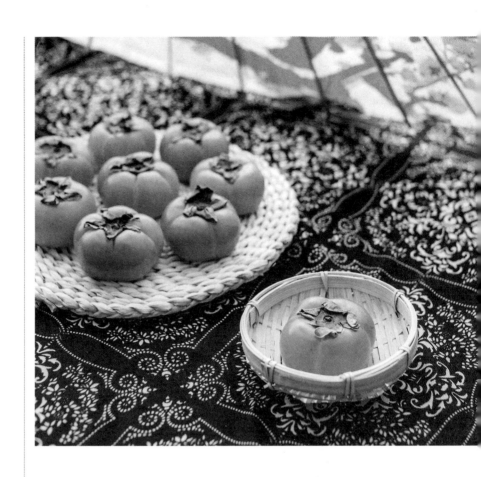

作为一个人，你的心里必须有一个关于人的模型：见什么人说什么话。

梁冬：本篇讲了太阴之人和少阴之人的调治方法。其实，我觉得这部分内容充分地给了我们一个启示——作为一个人，你的心里必须有一个关于人的模型：见什么人说什么话。这句话既是贬义，在某种程度上来说，它也是褒义，说明你起码心里是了然的。

第十一章
太阳之人如何调治

　　很多老年人买一把按摩椅回家使用，但使用这种按摩椅跟挨顿打没什么区别，因为它发的是力，而不是气，它的大小、方向、力度都是设定好的程序，都不好掌握。

经文：

太阳之人，多阳而少阴，必谨调之，无脱其阴，而
泻其阳，阳重脱者易狂，阴阳皆脱者，暴死不知人也。

1. "太阳之人，多阳而少阴，必谨调之，无脱其阴，而泻其阳"

太阳之人基本上没有自己调和自己的能力

梁冬：之前，我们讲了太阴之人和少阴之人的状况，并且得到了治疗的总原则。接下来是"太阳之人，多阳而少阴，必谨调之"。

徐文兵：太阴之人是"多阴而无阳"，而太阳之人是"多阳而少阴"，有一根风筝绳牵着他，如果他是多阳而无阴，那他早就飞升了。太阳之人基本上没有调和自己的能力，他的阴寒不足以压制自己亢奋的阳气。他表现出来的状态就是讲究排场，"好言大事，无能而虚说，志发于四野"，这就是他本身存在的问题，因此，太阳之人需要"谨调之"。

太阳之人基本上没有调和自己的能力，他的阴寒不足以压制自己亢奋的阳气。

太阳之人的阴本来就少，更不能被伤害

梁冬："多阳而少阴，必谨调之"，这句话是什么意思呢？

徐文兵：意思是他的阴本来就少，更不能被伤害。这种人要避免放血、出汗、呕吐、腹泻，因为这些方式都会伤害他的阴液或物质，因此，我们要做的事就是"泻其阳"。

以前我讲过，在两支球队的比赛中，不管对方是什么样，你最后失败了，有两种可能：一种是敌人太强，另一种是自

在两支球队的比赛中，不管对方是什么样，你最后失败了，有两种可能：一种是敌人太强，另一种是自己太弱。

己太弱。对同一个失败的原因，如果你对自己的判断错了，就改变不了。

如果你认为敌人太强，那就强大自己，直到跟他平衡，但这条路很漫长，实现的可能性很小。比如，现在的中国篮球队跟 NBA 球队打，敌人太强，无论球员怎么提高自己，也取得不了胜利，只能去削弱对方。如果你认为敌人是正常水平，由于我们的组织管理混乱、能力太差才输掉了比赛，在这种情况下，我们就要提高自己。

所以，面对同一种阴阳不和的状态，我们一定要清楚战略定位：是阳多了，还是阴少了；是要滋其阴液，平衡他的阳，还是要泻其阳气，平衡他的阴。

面对同一种阴阳不和的状态，我们一定要清楚战略定位：是阳多了，还是阴少了；是要滋其阴液，平衡他的阳，还是要泻其阳气，平衡他的阴。

调治太阳之人最好的方法就是用针刺

梁冬："无脱其阴，而泻其阳"中的阳要怎么泻呢？

徐文兵：我们把"泻其阳"也叫作"泻其气"。你跟阳气旺的人接触，除了感觉到他的气势外，还能感觉到他的体温是偏高的。我们把小孩子叫作"赤子"，赤子有几个特点：第一，他的心率特别快；第二，他整天活蹦乱跳；第三，他好动、多动，当你把他抱住的时候，他会在你的怀里全力挣扎，而且你还抱不住他，这就是他的阳气足的原因。孩子有一种病态是多动症，他会整天出怪声，挤眉弄眼。因此，我们把泻其阳气的方法叫"泻其气"。

我们把小孩子叫作"赤子"，赤子有几个特点：第一，他的心率特别快；第二，他整天活蹦乱跳；第三，他好动、多动，当你把他抱住的时候，他会在你的怀里全力挣扎，而且你还抱不住他，这就是他的阳气足的原因。

我个人认为，泻其气最好的方法就是用针刺。当医生给他扎针之后，他虽然没有出血，但会通过针释放出一些能量。当这些能量出去后，他的整个行为状态都会得到改变，而且起完针后，你也不要按针眼。我们平时用的平补、平泻的方

泻其气最好的方法就是用针刺。

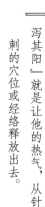

『泻其阳』就是让他的热气，从针刺的穴位或经络释放出去。

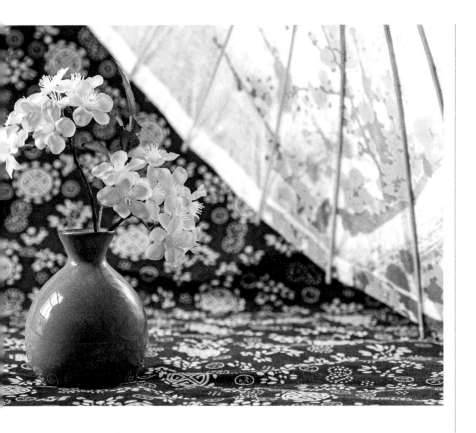

法，是在起完针后，一定要拿手压住针眼，这不是一种仪式感，而是气会从针眼漏出来。所以，"泻其阳"就是让他的热气，从针刺的穴位或经络释放出去。我们通常从阳气最旺的三条经脉去泻它。人体中有十二正经、奇经八脉，十二正经中最热的是膀胱经和小肠经，它们都被叫作"太阳"，覆盖了整个后背——小肠经覆盖了上背肩胛骨，膀胱经在脊柱的两侧，而且有两条，都覆盖到了头上。从奇经八脉来讲，阳气最旺的是督脉，处于脊柱的正中。

从奇经八脉来讲，阳气最旺的是督脉，处于脊柱的正中。

2. "阳重脱者易狂，阴阳皆脱者，暴死不知人也"

一个人蔫了叫"没气了"，一个人丧失了意识，就叫"脱神了"

梁冬： 接下来是"阳重脱者易狂"。

徐文兵： 这句话有"阳重（zhòng）脱者"的表述，也有"阳重（chóng）脱者"的表述，之间的区别在于，"重（chóng）脱"的意思是脱两次，也就是先脱气，再脱神。一个人蔫了叫"没气了"，一个人昏了过去或丧失了意识，就叫"脱神了"。前面我们说的"阴脱"，就是脱水、脱血，也会导致人昏死过去。

太阳之人没出血，也没脱液，但会出现一种叫"狂"的状态——他已经不是他自己了，他在失神后，有别的东西进入了他的身体。这些人的一种表现就是"登高而歌，弃衣而走"；另一种表现就是，在魏晋时期，他们会吃五石散，吃了之后就像嗑药，然后脱光躺在冰上。

梁冬： 在魏晋时期，那些人喜欢穿宽袍，其实就是一种嗑药的表现。

一个人蔫了叫"没气了"，一个人昏了过去或丧失了意识，就叫"脱神了"。

在魏晋时期，那些人喜欢穿宽袍，其实就是一种嗑药的表现。

"不能把人治得病没了，人也没了"

梁冬：接下来是"阴阳皆脱者，暴死不知人也"。

徐文兵：这句话的意思是，如果你治疗不当，刺激量大，这种人容易出现暴毙，也就是当他的心率快到一定程度后，心脏会骤停。这种人非常危险，他已经触及了一种极端，只要突破那条线，他就会猝死。

"不知人也"的意思就是昏死过去了，有两种结果：第一，这个人还能抢救过来；第二，这个人完全抢救不过来了。

梁冬：前面我们说到，治疗太阳之人要"泻其阳"，但如果泻阳泻得多，他就会脱阳。中间的尺度怎么拿捏呢？

徐文兵：这就需要"谨调之"。面对这种人，我们要战战兢兢、如履薄冰、手如握虎，也就是说，我们要像狩猎的人一样，等待合适的时机。扎针有一个特点叫"候气"，邪气来的时候是一种状态，正气来的时候是另一种徐而和的状态，我们一定要把邪气抓住，然后把它引出来，这是一种训练而来的针感。

梁冬：有一次，一位朋友帮我点穴，他跟我说："点穴点到这个位置的时候，过一段时间，手必须要起来，因为在邪气走完正气过来的时候，有一个临界点。"

徐文兵：这就是高手手下的那种感觉。如果感觉不当，有些人越扎你，你就会越难受，他把邪气引来了，但又没有完全泻掉邪气。还有一种情况是，他扎得过头了，反而让你的精气泻掉了。

手下的针感是一定要谨慎把握的，其实，针是手的一种延伸。汉朝有一位大夫叫郭玉，他说："针石之间，毫芒即乖。"意思就是针感差一点都不对。点穴要比扎针浅表一些，

如果你治疗不当，刺激量大，这种人容易出现暴毙，也就是当他的心率快到一定程度后，心脏会骤停。

手下的针感是一定要谨慎把握的，其实，针是手的一种延伸。

但手下还是一种气的交流，而不是一种形的交流。

现在，很多老年人买一把按摩椅回家使用，但使用这种按摩椅跟挨顿打没什么区别，因为它发的是力，而不是气，它的大小、方向、力度都是设定好的程序，都不好掌握。而一个活人给你按摩，他的手下是可以调整的。一个专业的人给你按摩，和机器给你按摩是完全不一样的。我说过，中医的厉害之处就在于祝由术和按摩。

有人说人工智能可以取代人，但人工智能唯一取代不了的就是中医，因为它不是人。在认为人可以被取代的人的眼里，活人跟塑胶娃娃没有区别，但在我的眼里，它们是有区别的。

他最多把塑胶娃娃灌上温水，让它有点温度，但它还是个塑胶娃娃，它没气。我们讲的超越物质之上的能量信息，那种神灵魂魄的感受，只有活人或有修炼的人才能感觉到，其他人感觉不到。

"阴阳皆脱者，暴死不知人也"这句话就是说，你在给这种人调理的时候，一定要谨慎，你不能为了泻他的狂躁之气，最后让这个人受到伤害，甚至去世。我妈经常说一句话："你治不好的时候，病还在，你可以留给更高水平的人去治，但你不能把人治得病没了，人也没了。"

一个专业的人给你按摩，和机器给你按摩是完全不一样的。我说过，中医的厉害之处就在于祝由术和按摩。

有人说人工智能可以取代人，但人工智能唯一取代不了的就是中医，因为它不是人。

第十二章
少阳之人如何调治

在中医眼里，所有的生理性疾病都有心理基础，所有的皮肤病都是心理疾病的外在投射。

经文：

　　少阳之人，多阳少阴，经小而络大，血在中而气外，实阴而虚阳，独泻其络脉则强，气脱而疾，中气不足，病不起也。

1. "少阳之人，多阳少阴，经小而络大"

少阳之人的血液回流不是很好

梁冬： 接下来我们看少阳之人该如何调治。"少阳之人，多阳少阴，经小而络大"。

徐文兵： "多阳少阴"的少阳之人跟太阳之人有点儿像。这种人跟太阴、少阴之人比，他的阳是偏多的，但他是偏的阳，剑走偏锋，他的思维方法和情绪都跟正常人不一样，也就是说，他是一种比较有特色的人。

这种人的阳就浮在体表，也就是说，他的能量蓄积或表现出来的偏差位于表面。

少阳之人的表现是"经小而络大"，这就涉及经和络的问题。什么叫"经"？什么叫"络"？竖着的是经，横着的是络；粗大的是经，细小的是络。我以前说过一句话，十二经皆有动脉，经有动脉波动对它的影响，但络没有，这是最大的一个特点。

我们现在得到的《黄帝内经》是简写版，三申道长传下来的原版《黄帝内经》有几套系统。第一套叫"经穴系统"，就是现在我们所说的十二正经、奇经八脉。第二套叫"络穴系统"，有三百六十五个穴，而且络穴不在经上，也不在主干道上，在主干道的连接处。所以，它同样有十二条络脉把所有的经联系在一起。其实，我们现在发现的经外奇穴就是络穴。

少阳之人的表现是"经小而络大"，这就涉及经和络的问题。

十二经皆有动脉，经有动脉波动对它的影响，但络没有，这是最大的一个特点。

特别宝贵的是，这三百六十五个穴位都有名字和定位，以及各自的主治功能，而且它还有六阴络、九阳络，不归属于哪个脏腑。

十二经脉还有一个特点，它们的内部是连接脏腑的，比如小肠经、肝经、肾经，它们的络脉没有联系脏腑，但其中的络穴把周围的所有经脉都联系在了一起。现在，只剩下十五个络穴，而三申道长的书中有三百六十五个络穴，络穴的背后是我们现在所说的浮络或孙络，它的背后是非常细小的毛细血管，是络，是另一套系统。对络的处理，我们可以用特别小的针扎，也可以用刮痧、艾灸的方法。

梁冬："经小而络大"大概呈现出什么样子？

徐文兵：我们毛细血管中的血无疑是从动、静脉来的，从筋上过来的，因此，正常人应该是筋、主干道中的血丰富，越往下血流越小。但少阳之人的特点正好跟正常人相反，是主干道中的血少、筋小，而下面比较充盈、大，这就说明他的血液回流不是很好。

现在，很多人坐飞机经济舱的时候，会出现一种病症叫"经济舱综合征"。因为经济舱的座位比较笔直、狭窄，人们坐的时间长后，自己又不动，特别容易造成静脉血栓。血栓就是在下面不流动的毛细血管中产生的，然后一点一点蓄积而成。如果以治理国家打比方，其实，少阳之人就相当于藩镇割据，中枢脏腑不行，底下坐大了。

古人是望气的，他们是站在高于我们的一个或好几个的维度上来看这个世界。或许贫穷限制了我们的想象力，我们不能用自己浅薄的知识去揣度他们。

2. "血在中而气外"

所有的生理性疾病都有心理基础

少阳之人所有的敏感、刺激都在表面上，很容易过敏

梁冬："血在中而气外"，这句话是什么意思？

徐文兵：先要说明的是，这句话肯定是对的，如果血在血管中流，并且从血管中溢出来了，就是错的。血在里面流，络脉的气就会浮在外面。当你对照少阳之人和太阴之人的时候，就会发现太阴之人皮糙肉厚，皮糙肉厚的特点就是卫气涩，阴血浊；少阳之人正好跟他相反，这种人的皮肤一划就是一道棱子，也就是说，他所有的敏感、刺激都在表面上，是浮起来的，也就是气在外。

少阳之人是血在中，气浮在外面；健康人的气不浮，是沉在里面的，并且在需要或应急的时候会有反应。但少阳之人是一直在反应，因此，他们容易得过敏症，比如很多人会对花粉过敏。还有一次，我去一个地方看几棵杉树，我的朋友就说它是他的天敌，还有的人甚至对冷空气过敏……

在中医眼里，所有的生理性疾病都有心理基础，所有的皮肤病都是心理疾病的外在投射。

西方人研究过敏，就直接说病人这辈子不能接触这种东西了，但当你问他们为什么以前自己对它不过敏，他们通常

少阳之人是血在中，气浮在外面；健康人的气不浮，是沉在里面的，并且在需要或应急的时候会有反应。

在中医眼里，所有的生理性疾病都有心理基础，所有的皮肤病都是心理疾病的外在投射。

205

就会说是因为你还没到过敏的时候。

我们治疗弱智的孩子，他在国外接受了最好的治疗，比如做理疗等，还有儿童心理咨询，但最后都没用。而经过我们治疗了几个月以后，孩子的行动能力、计算能力都提高了——原来连走路都需要人扶，上下台阶更得让人扶，但经过我们的治疗后，都能骑自行车了。

隔断一些传染源固然是很重要的，但为什么有些人就不得呢？为什么有些人得了就好了呢……最终可能解决问题的方法，还是让每个人自己面对这个问题。

治疗完毕后，孩子的父亲（世界银行驻中国办事处的工作人员）去报销孩子的治疗费用，但相关部门不给报销，而且还组织了专家评估：为什么孩子的智力、体力、平衡能力提高了？最后，他们得出了一个结论——这孩子是到了年龄自愈了。

孩子的爸爸说："不行。"于是，上诉打官司，最终确定我们提供的这套中医药的治疗方法，比如针灸、八段锦……对孩子是有效的。最后，纽约人寿报销了第一笔中医的治疗费用，而且是我签的字。

梁冬：前段时间，张晓彤老师发过一篇文章，他说："隔断一些传染源固然是很重要的，但为什么有些人就不得呢？为什么有些人得了就好了呢……最终可能解决问题的方法，还是让每个人自己面对这个问题。"

中医的扶正祛邪是一套基于哲学思想指导下的方法，它不是"志发于四野"，空口胡说的，而是有价值观的，还是有方法论的。

徐文兵：中医的扶正祛邪是一套基于哲学思想指导下的方法，它不是"志发于四野"，空口胡说的，而是有价值观的，还是有方法论的。

梁冬：有一天，我在看《郑钦安医学三书》的时候，觉得新型冠状病毒性肺炎是很典型的太阴病，因为手太阴是肺，足太阴是脾，而病人不仅有肺的问题，还有脾胃以及不纳食的问题，而且病人不爱吃东西，表现出来的症状是腹泻、腹痛。

徐文兵：但凡有点儿中医素养的人就会知道，不会有一种药能解决所有人的问题，而普通人的思维是总想着有一种特效药对大家都有效。

现在，我们讨论任何问题的时候，就会发现跟我们讨论问题的人没有基本的素养。如果这个人的人格是两面的或多重的，那他说的跟他信的是两回事，你也没必要跟他讨论。

现在，很多人嘴上说反中医，但事到临头的时候，他们的身体就很诚实，表现在抢购一批他们认为有效的药，跟当年抢购板蓝根一样。

还有的人到现在也不信中医，这是因为他还没有走到穷途末路，只要他走到了穷途末路，别说中医，鬼神、祝由他全信。《伤寒杂病论》序言中说到，这些人就是"钦望巫祝，告穷归天，束手受败"，也就是不管什么办法，他们都接受……

但凡有点儿中医素养的人就会知道，不会有一种药能解决所有人的问题，而普通人的思维是总想着有一种特效药对大家都有效。

现在，很多人嘴上说反中医，但事到临头的时候，他们的身体就很诚实，表现在抢购一批他们认为有效的药，跟当年抢购板蓝根一样。

3. "实阴而虚阳，独泻其络脉则强，气脱而疾"

"家中有贤，老公自然就归家了"

在滋阴的时候，要精确定位病人五脏中的哪个地方缺阴

徐文兵：治疗少阳之人的办法有两种。第一种叫"实阴而虚阳"。因为他少阴，所以要降一下他浮在外面的虚火，这叫"滋阴"。在滋阴的时候，我们要精确定位病人的五脏中哪个地方缺阴，他是肾阴虚、脾阴虚、肝阴虚，还是心阴虚？再根据这个情况去调。

滋补的食材和药材也是不一样的，比如补肾阴，用的是生地、熟地、女贞子、旱莲草、地骨皮之类的药；补心阴，用的是阿胶、鸡子黄、白河车之类的药。

天王补心丹是一个祖方，却不是道家的方子，因为它的名字中有"天王"。它里面有很多种药，比如北沙参、麦冬、知母、黄芪等，可以滋补肺阴。

另外，我们可以通过喝石斛、牛奶、冰糖水、蜂蜜等滋补脾阴；我们用一些血肉有情的东西，比如鳖甲、秦艽、青蒿等偏辛凉的中药滋补肝阴。

每个脏不一样，我们中医选用的药也不一样，一定要精细辨证，这叫"实其阴"。实其阴之后，病人的虚火就能平

衡，也就是我们所说的滋阴润燥、滋阴敛阳、滋阴潜阳，病人的阳气不会瘀积在体表，而是充盈在络脉上。这与"家中有贤，老公自然就归家了"是同样的道理。

另一个辅助治疗的手段是，在滋阴的基础上虚其阳，也就是"独泻其络脉"。我们不把瘀积在络脉浅表处的虚火虚阳，泻在经脉上，而是要泻络。而且扎针一定不能扎在主干道，或在大的经脉放血，而是要刺络，也就是扎在浅表的毛细血管上，这种毛细血管不是蓝色的，是红色的。

我们可以用梅花针刺络，也可以用特别浅刺的毫针。有些病人在腹诊的时候撩开衣服，就能看到他们的肋骨上尤其在肝经的期门穴和胆经的日月穴处，有那种小的红色的毛细血管，这就说明这个人的肝火憋得很厉害。这时我们把这些小的毛细血管，也就是把红的络刺开，让它出一点点血，肝气就能变得很舒畅，这叫"独泻其络脉"。

心包络的募穴是膻中穴，它的周围还有三对穴，也就是六个穴，即灵墟穴、神封穴、神藏穴，这些都是保护我们心

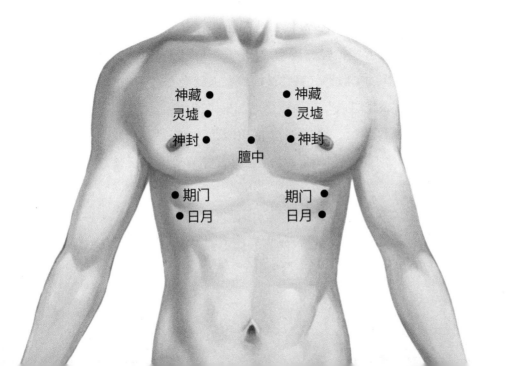

神的地方。如果隶属于背俞穴的厥阴俞穴处，也就是在第四胸椎棘突下旁开 1.5 寸处，有红的点或红的脉，你就可以把它刺破。

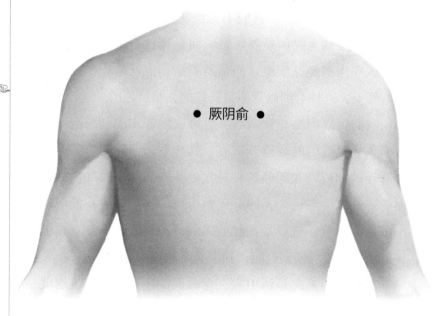

● 厥阴俞 ●

按照这种方法治疗，少阳之人的燥气或容易攻击、指责、挑别人毛病的那股邪气就会被泻掉，人就会变得平和。

"实阴而虚阳，独泻其络脉则强，气脱而疾"，意思就是按照这种方法治疗，少阳之人的燥气或容易攻击、指责、挑别人毛病的那股邪气就会被泻掉，人就会变得平和。

什么是"强"？强从弓。如果弓的弦粗，质地比较紧密，绷得也比较紧，箭的射程就比较远，"挽弓当挽强"，这叫"强"；但如果弓的质地不是很好，绷得也不是很紧，这种放松的状态就叫"弱"。

我们在听有些人讲话的时候，会发现他所有的话都围绕着一个主题展开。

梁冬：有些人说一万句话，说的都是同一句话——"你傻 ×，我牛 ×"。我们在听有些人讲话的时候，会发现他所有的话都围绕着一个主题展开。

徐文兵：其实，这种人就是解除不了自己内心的自卑，只能靠建立鄙视链，让自己舒服一点。

“气脱而疾”中的“疾”是快速的意思，也就是很快地把这些气泻掉。我们经常说要改变一个人的性格或人格，需要多少年的修炼，但其实不需要，那股邪气被泻掉了，这个人马上就会改变。我们只是没找到方法，不知道在哪里下手，不知道怎么下手，不知道下手多久。

其实，这种人就是解除不了自己内心的自卑，只能靠建立鄙视链，让自己舒服一点。

通过刮痧，让病人表面上的邪气脱得最快

徐文兵：邪气的脱法可以是刮痧，因为络脉有一个特点是弥散性。

刮痧是一种非常好的治疗荨麻疹或过敏性病症的方法，因为我们可以通过刮痧，让病人表面上的邪气脱得最快。当邪气在你的身体表层潜伏时，你就会产生各种不舒服的感觉，比如痒。痒怎么办呢？那就挠，而挠就是刮痧。

刮痧是一种非常好的治疗荨麻疹或过敏性病症的方法，因为我们可以通过刮痧，让病人表面上的邪气脱得最快。

梁冬：我体会过点完穴后冷的感觉，以前我在冷的时候，就会去加热，但帮我点穴的老师说：“这时冷气在走，千万不能加热，你就让它冷，冷一会儿就不冷了。如果你加热，就有可能让它憋回去。”

徐文兵：比如你在外面受凉了，刚一回家就去冲热水澡，这是很蠢的做法，因为热会把寒气往里逼。

比如你在外面受凉了，刚一回家就去冲热水澡，这是很蠢的做法，因为热会把寒气往里逼。

现在，我们都在泡脚，这是非常好的。但大家有没有想过，以前人在走很多路后泡脚，是最好的；而现在你一天都待着不动，然后靠泡热水来温暖脚，其实，这种做法是错的，因为湿寒之气会被憋回去，甚至还有可能往大腿根儿走，往小肚子走。

古人有一个办法，如果你在外面受了冻，而且冻得特别厉害，整个身体都是僵的，这时你可以从外面铲一盆雪，然后用雪搓自己的身体，就能把身体中的寒拔出来。其实，这个原理跟冻柿子一样，比如一个柿子冻成实心了，变得硬邦邦的。如果这时你用开水烫它，它就烂了；但如果你把它放进常温的水中，你就会发现冻柿子软了，用老百姓的话说，就是水把冻柿子中的冰拔出来了。

从物理学的角度看，水在凝结成冰的时候，会释放出很多热，而这个热就把柿子里的冰化了，原来能量守恒中的冰，也就是原来柿子外面结的一层冰，也被外面的水结冰时放出来的热融化了。其实，这就是一种能量的转换。

再比如滚鸡蛋疗法，也就是你发现身上哪儿痒了、疼了，就煮个鸡蛋，然后用带壳或不带壳的鸡蛋在身上滚来滚去，一会儿你就发现不疼也不痒了。这时你剥开鸡蛋，就看到蛋里面黑了，而且蛋黄里面全是像冠状病毒的头一样的小颗粒。这就是移精变气，也就是说，病人身上邪恶的能量转移到了鸡蛋的身上，而且这种蛋是不能吃的，需要赶紧埋了。

很多人在游完泳后，就冲热水澡。除了温泉，外面的水温永远比你的体温低。我一直劝一些喜欢游泳的人，在游泳出来后，不要直接冲热水澡，而是应该先用干毛巾把自己搓热，然后再去冲热水澡。

游泳的人很可能患上鼻炎和心脏病，而且他们有一个特点，认为自游泳以后，自己再也不感冒了。我说，对不起，你太可怜了，那种寒湿之气全往你的身体里去了。因此，游泳不一定能健身，什么都不一定能健身，就连跑步还可能导致死人。

我一直劝一些喜欢游泳的人，在游泳出来后，不要直接冲热水澡，而是应该先用干毛巾把自己搓热，然后再去冲热水澡。

游泳不一定能健身，什么都不一定能健身，就连跑步还可能导致死人。

4. "中气不足，病不起也"

少阳之人不当治疗后，容易虚弱得起不来床

梁冬：接下来是"中气不足，病不起也"。

徐文兵：少阳之人和太阳之人都不会出现暴毙，因为他们的中气不足。为什么会中气不足？因为他的气都浮在了表面。他被不当治疗后，容易出现一个问题——"病不起"，就是虚弱无力，起不来床。因此，我们一定要预防这种事的发生。怎么预防呢？张仲景强调一个重要的原则，一定要照顾他的卫气，也就是他的中焦之气。

我们前面说了，少阴之人没有胃口，鄙视那些整天吃吃喝喝的人。其实，少阳之人跟少阴之人有点儿像，但他不是没有胃口，而是消化能力不强。这两种人都有一个特点，他们在吃的方面是有问题的。如果你的身边有一个特爱吃甚至吃得很胖的人，其实，那个人挺可爱的。

梁冬：我们反正要把一些邪脱出来，那能不能把它化废为宝，把它引回去，移精变气到里面？

徐文兵：《黄帝内经》已经把这条路堵死了，如果它觉得这件事可行，它会让你把络脉的邪气引到经脉上。但它没说，就说明这件事被试过了，并且是不可行的，邪气就是邪气。

我们治疗身体有一个最基本的观点，就是一定要辨证。比如你上火了，一定分清这个火是子火，还是邪火或贼火。

如果它是子火，就不应当用苦寒的方法去消灭它，而是用甘温的方法去养它，这就是我们所说的"甘温除大热"，也就是用补益脾胃的方法，去退一个人的低烧。

我在读《黄帝内经》时，得出了一种观点——让少阳之人去拥抱太阴之人。太阴之人的特点是皮糙肉厚、卫气涩、血浊，他的阳气都浮在体表，攻击性很强，就像拿了一个矛；而少阳之人则有一个特别厚的盾。这两种人拥抱，邪气就有了出路，双方都感受到了特别好的刺激，双方的人格都完美了。你的毒药是他的蜜糖，这对你来说是邪气，但作用在他的身上，对他来说就是正气。

当其中的一个人发泄完了，另一个人也受够了虐，然后两个人离婚，再各自去找一个正常的人。

梁冬：你我相爱，就是为民除害。

徐文兵：如果没有一个人跟这种人平衡，他就是社会公害，总是一个人孤零零地游荡。我觉得，没有对不对、错不错，只有合适不合适。

这种人的中气不足，而你又泻掉了他络脉体表上的气，他就很容易一病不起，因此，我们一定要养护他的中焦。先和后平，以和治平。不要把平当手段，平只是最后的结果。

第十三章
阴阳和平之人如何调治

　　我们现在是假定所有的人都是阴阳和平之人，才选的经穴，也就是这两千年以来，我们给人治病的前提就错了。因此，我们想要治疗的效果快，一定要清楚病人是什么样的人。

经文：

　　阴阳和平之人，其阴阳之气和，血脉调，谨诊其阴阳，视其邪正，安容仪，审有余不足，盛则泻之，虚则补之，不盛不虚，以经取之。此所以调阴阳，别五态之人者也。

1. "阴阳和平之人，其阴阳之气和，血脉调，谨诊其阴阳，视其邪正，安容仪"

阴阳和平之人也会得病，但他没有基础病，好调

梁冬：讲完了太阳之人和少阳之人后，接下来我们看看"阴阳和平之人，其阴阳之气和，血脉调，谨诊其阴阳"。

徐文兵：很多人会问，阴阳和平之人是不是不用调了？答案是否定的，阴阳和平之人也会得病，但他没有基础病，好调。

阴阳和平之人的阴阳之气是和的，不用移精变气，自己就能调。他的阴阳处于一种和的状态，虽然没有明显的多和少，但也会有多和少，而且他的多和少，会随着时间、季节、昼夜的变化而变化，不像其他人是固定的。比如，太阴之人在夏天、冬天是一个样子。因此，阴阳和平之人本身的阴阳是契合的。

梁冬：这种人只需要做一件事就可以了——站桩。站桩之后，自己就归位了，这叫"血脉调"。

徐文兵：但他自己调与一个得道之人按照天地变化的规律帮他调，还是有区别的。

比如，我最受不了长途飞行，因为在来回之间要倒时差，这太过伤神，而伤神就会伤了节奏。你在本该睡觉的时候又

很多人会问，阴阳和平之人是不是不用调了？答案是否定的，阴阳和平之人也会得病，但他没有基础病，好调。

阴阳和平之人本身的阴阳是契合的。

得睁眼。你完全可以通过站桩、静坐去缩短时差，而且身体好的人、神足的人，时差倒得最快，还有些人甚至不需要倒时差。

梁冬：有些人的睡眠节律紊乱，比如，晚睡晚起的人应该换一个时区。

徐文兵：坐着飞机往后一个时区飞，我把这种疗法叫作"时空疗法"。一般情况下，我们会在晚上九点到十一点睡觉。如果你睡不着，那你生活的时空肯定错了。古代交通不方便，达不到换时区的条件，但现在你可以坐一架飞机往西飞三个小时，时间就固定了。如果你需要在子时沉睡，那就包一架跟地球同步的飞机，让自己永远保持在半夜十二点。

其实，"血脉调，谨诊其阴阳"中的"血脉调"是两个概念，"血"指动、静脉，"脉"指气脉。

我们肉眼看到的是有形有质的东西，而身体中还存在着我们看不见的东西，就是气脉。行于脉外的气，就是卫气；行于脉中的气，就是营气。阴阳和平之人的营卫是调的。因此，我们经常说桂枝汤可以治营卫不调，或调和其营卫，其实调和的是血和气的关系。我们前面讲的太阴之人、太阳之人，其实就是气血关系出了问题，而阴阳和平之人自身的血脉就是调的。

气有两种概念：一种是我们打嗝、放屁的气，跟空气是一样的；另一种是比它更高级的气，即能量，我们可以将其理解为生物电传感，我个人认为它就是气，也可能是我们在生活中对某个东西的感应，但我们理解不了。比如，鱼生活在水中，但它可能不知道水的存在，就像我们生活在空气中，可能不知道空气的存在。其实，我们还生活在一种场中，我们可能也理解不了，但有的人不仅能理解，还能找出它发展的规律，而且他还写了一本书，告诉你这些规律。

这些人得病了，怎么办？"谨诊其阴阳，视其邪正"，他得的病不是内乱，而是外邪对他的侵害。医生一定要判断出正邪，然后"安容仪"。"安容仪"是指大夫要把自己的容仪安好。比如，我在吃饭的时候，如果有人让我帮他号脉，我就会说："对不起，这里不是号脉的地方。"

医生看病一定要进入一种状态，进入一种场。第一，我对自己的职业要尊重，比如，戏班有封箱，也有开箱；第二，我对自己要尊重，这样会带动病人对我的尊重，因此，大家形成一种相互信任、信赖的良好关系。

封箱的意思是，到了这个点，我就要结束这一年的演出，比如，过年了我就要休息，即便你给我再多的钱，让我去说一段或唱一个堂会，我都不会去；开箱一般在正月十五，这是一种非常好的仪式感。其实，这些人跟以前唱戏的人或表演艺术家，以及古代的巫没有区别，他们都要进入一种状态，带动一种气场。

这种状态和场的背后就是他对这件事的敬重和虔诚，而且这种状态还会影响病人。你尊重别人，别人才会尊重你。我对这件事的重视，其实是在我大学最后半年实习的时候，当时我在北京协和医院急诊科、中医科实习，北京协和医院的西医大夫给我留下了非常好的印象，因为他们的仪表都非常好。

出于内心的自卑，现在很多中医大夫不把自己当回事，不分任何时间、地点、场合就去迎合别人，他们的气场就有点儿弱。作为一名医生，我们一定要"安容仪"，没有嘻嘻哈哈，也没有嬉皮笑脸，看病就是看病。我在看病的时候很严肃，但我在私下却是一个很活泼的人。

医生一定要判断出正邪，然后"安容仪"。"安容仪"是指大夫要把自己的容仪安好。

你尊重别人，别人才会尊重你。

2. "审有余不足，盛则泻之，虚则补之，不盛不虚，以经取之。此所以调阴阳，别五态之人者也"

医生想要治疗的效果快，一定要清楚病人是什么样的人

徐文兵："审有余不足，盛则泻之，虚则补之"，这句话是说阴阳和平之人没有固定哪条经、哪个脏、哪个腑容易受到外邪，因为这种人是随机地受到了外邪。如果他得了病，那就"盛则泻之，虚则补之"。

梁冬："不盛不虚，以经取之"是什么意思？

徐文兵：《黄帝内经》中有三套穴系统，分别是经穴系统、络穴系统、溪谷穴系统（关节周围的穴位）。现在，只留下了一套经穴系统，经往里走是脏腑，往外走是络。

阴阳和平之人本身就是一个中间的人，他治的不是腑，也不是络，而是以经取之，并且通过调经，还可以调脏腑和络。这也说明了阴阳的平衡点在哪里。

现在，我们治病用的是一种最偷奸要滑的方法，也就是我们选的全是经穴。因此，经穴系统能流传下来是有道理的。由此来推，关于更深的脏腑问题，我们就不能选经穴，应该选募穴和俞穴，也就是腹背上的穴；关于体表的问题，我们就用络穴去解决。

我们现在是假定所有的人都是阴阳和平之人，才选的经

> 阴阳和平之人没有固定哪条经、哪个脏、哪个腑容易受到外邪，因为这种人是随机地受到了外邪。

> 我们治病用的是一种最偷奸要滑的方法，也就是我们选的全是经穴。所以，经穴系统能流传下来是有道理的。

穴，也就是这两千年以来，我们给人治病的前提就错了。我们想要治疗的效果快，一定要清楚病人是什么样的人。

当然，我也懵懂了很多年，在三十多岁的时候，才明白"以经取之。此所以调阴阳，别五态之人者也"。

梁冬： 古人的的确确会花很多时间去思考人的格局，有了格局后，再去格物致知，这样就会更精准。

现在，很多人都把人当成一种人，这就导致有时不精准，而且用的力气也比较大。当我们把人稍微分一下的时候，策略就能出来，道法术器也会随之出来。

我们想要治疗的效果快，一定要清楚病人是什么样的人。

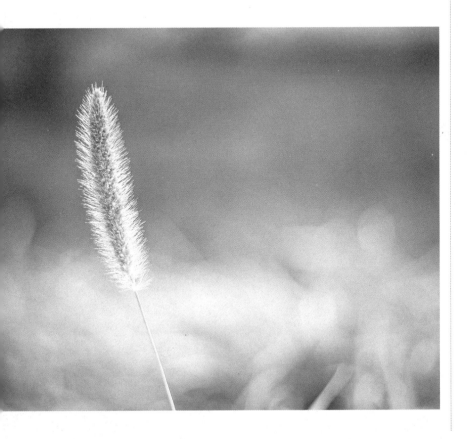

古人的的确确会花很多时间去思考人的格局，有了格局后，再去格物致知，这样就会更精准。

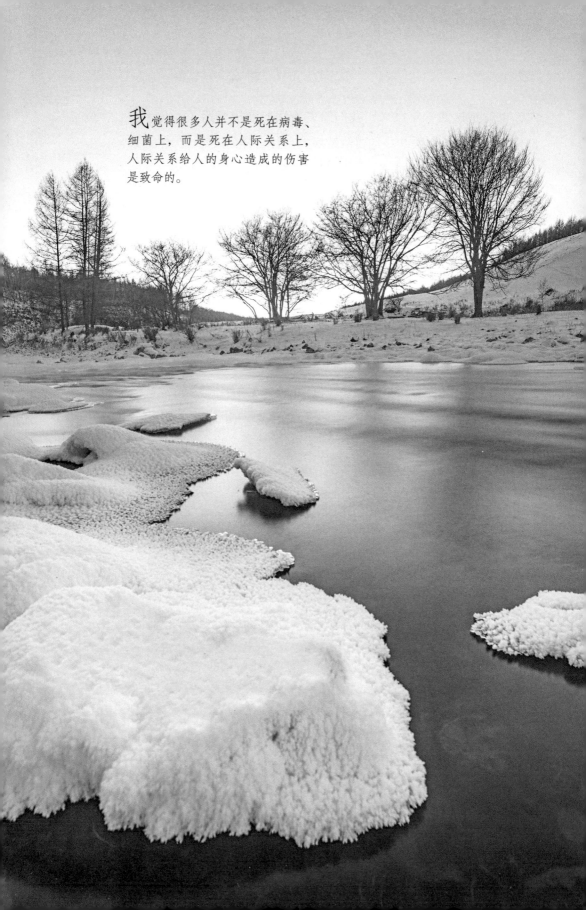

我觉得很多人并不是死在病毒、细菌上，而是死在人际关系上，人际关系给人的身心造成的伤害是致命的。

第十四章
通过中医或道家的角度去观察人、了解人，在与人相处的过程取得共赢

　　我们在听完太阳、少阳、少阴、太阴后，不要沮丧，因为我们每个人都有可能成为阴阳和平之人，这也是我们在读完这篇文章后，应该升起的一种觉察。

经文：

　　黄帝曰：夫五态之人者，相与毋故，卒然新会，未知其行也，何以别之？少师答曰：众人之属，不如五态之人者，故五五二十五人，而五态之人不与焉。五态之人，尤不合于众者也。黄帝曰：别五态之人奈何？少师曰：太阴之人，其状黮黮然黑色，念然下意，临临然长大，腘然未偻，此太阴之人也。少阴之人，其状清然窃然，固以阴贼，立而躁崄，行而似伏，此少阴之人也。太阳之人，其状轩轩储储，反身折腘，此太阳之人也。少阳之人，其状立则好仰，行则好摇，其两臂两肘则常出于背，此少阳之人也。阴阳和平之人，其状委委然，随随然，颙颙然，愉愉然，暶暶然，豆豆然，众人皆曰君子，此阴阳和平之人也。

1. "黄帝曰：夫五态之人者，相与毋故，卒然新会，未知其行也，何以别之？少师答曰：众人之属，不如五态之人者，故五五二十五人，而五态之人不与焉。五态之人，尤不合于众者也"

一个人在不同的状态下，会显示出不同的人格

梁冬：之前，我们已经一起学习了太阳之人、少阳之人、太阴之人、少阴之人、阴阳和平之人的状态以及治疗的策略。

徐文兵：补充一点，我们讲的这些都是相对经典的，也就是说，我们讲的这几种人不会是一些平时没有特点的人。《黄帝内经》中的这五种人都是有特点的人，而且他们的特点、特性都比较强。但在日常生活中，集齐各色特点的人不多，大多数人都是混合型人才，每个特点我们好像都有一点，而且如果一个人的能量场不够强大，他会随时变化。突然被人拥戴，他会呈现出一种状态；突然被人打压，他会呈现出另一种状态。因此，他的人格会分裂，或有多重人格在身体里。

那些能量场比较大，人格比较固定的人，不管外面风吹

《黄帝内经》中的这五种人都是有特点的人，而且他们的特点、特性都比较强。

在日常生活中，集齐各色特点的人不多，大多数人都是混合型人才，每个特点我们好像都有一点，而且如果一个人的能量场不够强大，他会随时变化。

雨打，他的个性、特点都不会变。我们普通人看到秋天落叶萧瑟，感受到的是悲凉，而毛主席看到的就是"万山红遍，层林尽染"，感受到的是冲天的豪气。因此，这种人是有性格特点的，而我们大多数人还是庸中。

梁冬："黄帝曰：夫五态之人者，相与毋故，卒然新会，未知其行也，何以别之？"这句话是什么意思呢？

徐文兵：黄帝又继续请教，什么叫"相与毋故"？山西商人不把客户称为"上帝"，而是称为"相与"，也就是互相给予的意思。如果在平时的人际交往中，我遇见了一个人，但我不了解他，那他就不是故人。

"卒然"就是突然的意思。我们突然遇见了，我不知道他将来会干什么事，也不知道他以前的行为，我也没做背景调查，那我怎么了解他是什么样的人？他属于阴阳和平、多阴多阳、多阴少阳中的哪一种？我怎么去判别？

另外，如果你是一位大夫，就能摸到他的皮厚，能摸到他的络脉比较浮浅，再去判定他。但我们也不可能刚见面就去摸别人，那有没有办法可以把他们快速归类，再决定自己怎么与他交往？

梁冬："少师答曰：众人之属，不知五态之人者，故五五二十五人，而五态之人不与焉。五态之人，尤不合于众者也。"

徐文兵：少师接着回答了：人一过百，形形色色，人跟人的差别太大了，人不应该局限于这五种人。如果你在这五种人的基础上，再细分出五种人，五乘五就是二十五人，但这些也不足以概括你面对的这些人，也就是说分成五种人，是远远不够的。我之所以给你讲五种人，是因为这五种人是最有特点的人，而你不能在日常生活中，这样一个一个地去

我们普通人看到秋天落叶萧瑟，感受到的是悲凉，而毛主席看到的就是"万山红遍，层林尽染"，感受到的是冲天的豪气。因此，这种人是有性格特点的，而我们大多数人还是庸中。

人一过百，形形色色，人跟人的差别太大了，人不应该局限于这五种人。

比对。

少师先把这些话给黄帝说明白，强调完了后，再教识别的方法。为什么呢？因为老师跟学生之间存在着很大的差距。比如，老师说："大家回家要天天洗手。"于是，有一个人只洗手，不洗头和脸，然后老师问他："你为什么蓬头垢面？"他就说："你不是让我天天洗手吗？"

针对这种情况，少师就先告诉黄帝：我们这种分类的方法是有局限性的，我们讲的是最有个性特点的人，你一定要在具体生活中，根据具体问题具体分析，并且要随着时间、地点变化。我给你一个脸谱化的总纲，但你要知道它背后的变化，而且你要知道一个人在不同的状态下，会显示出不同的人格。

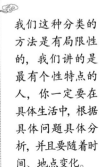

我们这种分类的方法是有局限性的，我们讲的是最有个性特点的人，你一定要在具体生活中，根据具体问题具体分析，并且要随着时间、地点变化。

2. "黄帝曰：别五态之人奈何？少师曰：太阴之人，其状黮黮然黑色，念然下意，临临然长大，腘然未偻，此太阴之人也"

太阴之人特别理性、稳定，没情绪、没感情

梁冬："黄帝曰：别五态之人奈何？"

徐文兵：黄帝说：我不知道他以前做了什么事，也不知道他有什么样的特性，而且我也不像医生一样可以检查，那么有没有一个更简洁的方法去判断它？

接着少师就教了他一套方法——观察一个人的举止、容貌、行走、坐卧，然后你基本上就能判断他大概是一个什么样的人。

梁冬："有诸形于内，必形于外"，因此，"太阴之人，其状黮黮然黑色，念然下意，临临然长大，腘然未偻，此太阴之人也"。

徐文兵：前面说的"形形色色"，指的是一个人的身体结构，而态指的是他活动起来的样子。太阴之人有一个特点，肤色既黑又亮。大家都理解黑色，"黮黮然"是什么意思？它的意思就是发亮。以前，有一种擦皮鞋的油叫"黑又亮"。因此，这种人的肤色、面色都发黑，但不是发暗，而是发亮，这就是"黮黮然黑色"。我的一个同学就特别黑，他有

一句经典的话："我的身上随便抠下一点皮，放到别人身上都是痦子。"

我们以黄种人的肤色为底色，来讲为什么会出现黄而偏黑，黑而发亮。太阴之人属阴，多阴而无阳，之所以会发光，是因为他发的光不是阳光，而是阴光。

为什么阴还会有光？我们现在都没见过鬼火，就是在坟地飘荡的磷，它是无热的，但也是一种光。大家记住，这种鬼火不是阳光男孩，而是一个猥琐的老人。因为这种"黭"的状态是需要修炼的，并且是凝聚出来的。所以，太阴之人黑中有亮，而且亮中有阴寒之气。

梁冬：什么叫"念然下意"？

徐文兵：念和意是后天的东西。我们经常说一个正常人应该是有血有肉、有情绪、有情感的，但太阴之人没有，全是非常理性的算计和考量，这叫"念然下意"。这种人无论遇到什么问题，都不会情绪化，因为他没有情绪，没有阳气，他考虑问题非常理性、冷静、缜密。

梁冬："临临然长（cháng）大"是什么意思？

徐文兵：这句话就是说，太阴之人通常比较高，而且是瘦高瘦高的。此外，更能体现出他的样子的，叫"腘然未偻"。"腘然"是什么意思？我们的腘都有一个窝，叫"腘窝"。当膝盖往前顶的时候，膝部后面会形成一个窝，叫"阴阳"。如果你膝部后面的腘窝满了，也就是膝部后面有一个硬块，那你肯定患有椎间盘突出。

老道长给我讲过，鸡只有前进挡，没有倒退挡。我们从没见过鸡倒着走，而且鸡的膝盖跟我们的膝盖正好相反，它的膝盖是向后的。当我们看到太阴之人的时候，你会总觉得他好像要压迫你，他会给你带来一种俯视感和压迫感。

太阴之人黑中有亮，而且亮中有阴寒之气。

念和意是后天的东西。我们经常说一个正常人应该是有血有肉、有情绪、有情感的，但太阴之人没有，全是非常理性的算计和考量，这叫"念然下意"。

太阴之人通常比较高，而且是瘦高瘦高的。

我在日本坐电车的时候，经常观察人。日本的女中学生都穿裙子，而且裙子都高过膝盖，她们在撒娇的时候，不会弯着膝盖，而是绷着腘窝。其实，我们练功也是这么站的，这样最省劲，但这么站会伤腰，如果腘窝不弯，就会导致腰曲消失。

现在，很多人的脊椎不是"S"形的，而是直的，他的椎间盘甚至开始突出了。因此，我们的腘窝一定要弯，平时最省劲的方法就是让腘窝出现一个窝。

"腘然未偻"中的"偻"是佝偻的意思，这句话的意思就是太阴之人不是佝偻的，而是直挺的，习惯性地保持着施压人、居高临下的状态。这种人的表情通常也很少，他的皮厚，就像戴了面具，喜怒不形于色。你不知道他在想什么，你跟他待着也特没劲。

梁冬：这种人有几个特点：第一，没表情；第二，高瘦；第三，骨节很直；第四，这种人做事的背后都是有算法的，比如他希望这首歌达到什么样的效果，完全可以通过他的一套逻辑找到规律，再按照这个规律填进去。

徐文兵：这种人特别理性、稳定，没情绪、没感情。

我们的腘窝一定要弯，平时最省劲的方法就是让腘窝出现一个窝。

这种人特别理性、稳定，没情绪、没感情。

3. "少阴之人，其状清然窃然，固以阴贼，立而躁崄，行而似伏，此少阴之人也"

少阴之人，就是阴险小人

梁冬："少阴之人，其状清然窃然，固以阴贼，立而躁崄，行而似伏，此少阴之人也。"

徐文兵：少阴之人就是我前面说的阴险小人，这种人小贪、有贼心、"好伤好害"，看别人不好就高兴，看别人好就不舒服，而且他永远不知道感恩。

这种人有什么特点？他的相貌清然。太阴之人是一种阴寒黑色的状态，而少阴之人是一种清的状态，清就是不浊。少阴之人不仅打扮得好，长相也好，是一种干干净净的人，他不会让人觉得邋遢或油腻。

少阴之人让人特别讨厌的一点，就是"窃然"。你总觉得他可能在偷你的东西，也就是说，这种人永远就像做贼一样，不光明正大。我观察到这种人还有一个特点，不敢正眼看人，他跟小偷一样，会偷偷瞄你。而且这种人总是偷偷摸摸地做事，比如，他想吃你家的糖，但不会说你家的糖很好吃，而是趁你不在的时候，偷偷吃一块。这种人不敞亮，上不了台面。

梁冬：少阴之人的可用之处在哪里呢？

徐文兵：可以让他当酷吏，让他去审问犯人。一般人不

少阴之人就是我前面说的阴险小人，这种人小贪、有贼心、"好伤好害"，看别人不好就高兴，看别人好就不舒服，而且他永远不知道感恩。

少阴之人让人特别讨厌的一点，就是"窃然"。

忍心，下不了手，但他不仅下得了手，还会产生一种快感。

梁冬："固以阴贼"是什么意思呢？

徐文兵：从本神、本心、本性上讲，少阴之人就是一个阴贼。盗和贼是不一样的，盗劫财不劫色，也不害人，而贼除了拿走你的东西外，还要把你弄伤或弄死。之前我讲过"鸡贼"，这种人不以吃到东西为目的，而是以"让你吃不到东西，但我吃到了"为目的。"我先害了你，我才好"，他们的这种心态就叫"阴贼"，这就是阴毒的小人。

另外，这种人的能量格局不够大，他只能玩儿阴的，不会明目张胆地跟你打一架，而且他在表面上会说你很好，但背后会给你使绊子、穿小鞋。比如，以前我们骑的自行车的气门芯、铃铛、车座莫名其妙就被人拔了，这种人就是少阴之人。

你要记住一点，我们一定不要让少阴之人有快感，少阴之人的快感是建立在别人的痛苦之上。

梁冬：有句话说："所谓的幸福，就是看见邻居吃不饱饭的样子。"说这句话的人可能就是这样的人。

徐文兵："立而躁崄"中的"躁"就是躁动不安的意思。前面我们讲了太阴之人是居高临下、直挺挺的样子。少阴之人则是手足无措、躁动不安的样子，他就站不住，这是"躁"。"崄"是"山"字旁，右边是脸面的"佥"，它特指面部的表情。这种人站在那里，除了手舞足蹈外，他的脸上还有各种表情，比如吧唧嘴、眨巴眼、抽抽鼻子……这叫"立而躁崄"。

一个人站在那里独立守神、肌肉若一，这是一种放松的状态，但少阴之人不会放松，他的内心不安，更定不下来，他内心的邪一直骚扰着他，总是释放不出来。

坐着抖腿的人，吃饭吧唧嘴的人，基本上都属于这种人，他的内心有一股邪恶的火没地方撒，只能干扰自己。如果一个人能静静地站着或坐着，基本上可以评价这个人的阴阳比较平和。

"行而似伏"就是说这种人是猫着腰走路的，这就是一种做贼偷东西的表现。伏在地上走路叫"匍匐前进"，匍匐前进的目的就是阴着等着害人，少阴之人不是趴在地上走路，而是猫着腰走路。

我有一个病人的爸爸是特工，特工有一项专门的训练——走路没声音。这个病人最痛苦的事，就是他爸会突然出现在他的背后，他就会被吓一跳。你试想一下，如果一个"行而似伏"、走路又没有声音的人，突然出现在你的身边，你会怎么样？

北京公交有公安局，属于公交系统，有专门的反扒民警，他们一眼就能看出谁是贼。我看过几个采访报道，贼的眼神是乱的，也就是我们说的"立而躁嶮"，他不仅抖腿、吧唧嘴，而且他的眼神是寻摸的。我们看人说话的时候，头转过去了，眼睛也跟着转过去了，但这种人不是，他的头不动，但他的眼睛是动的。

另外，贼看的部位也不一样，我们一般人坐车的时候，不是看路，就是看窗外，没有明确的目标，但他们是有目标的，所以来回寻摸。这样的行为被反扒民警看到，就知道这个人是贼，但不能说你看他是贼，他就是贼，还需要等他下手。当他下手偷出东西后，没法往回放，又没法往自己的包里放，以及没法往地上扔的时候，你再一把给他抓住，这就是观察。

少阴之人走路和眼神就是这种状态，而且他在偷东西的

坐着抖腿的人，吃饭吧唧嘴的人，基本上都属于这种人，他的内心有一股邪恶的火没地方撒，只能干扰自己。

少阴之人不是趴在地上走路，而是猫着腰走路。

少阴之人走路和眼神就是这种状态，而且他在偷东西的时候，在人群里走路就像蛇一样游走。

时候，在人群里走路就像蛇一样游走。

梁冬：之前，我在《梁品》中采访的姜振宇老师，他专门研究人的微表情，他说：

"人的身体不会撒谎，比如，自然的笑露出的是上牙，如果一个人在笑的时候，露出了上下牙，那这个人就是在刻意地笑、谄媚地笑，或者说为了笑而笑。

"此外，内心中有某种恐惧的人，他的眼神是斜视的，比如，有经验的妈妈问小孩作业做完了没有，如果小孩的眼睛往左上方瞟，就是没有做完……"

徐文兵：我太佩服这种人了，因为他把人的心神的反应，用意识层面解释出来了。

梁冬：他本来学的是计算机工程，后来教学生做动画。他说："做一个动画的动作很容易，但当镜头推近的时候，动画人物表现出的却是一种尴尬的笑或哭。"

后来，他发现西方的漫画、动画行业，把人的表情分成了很多种，比如，眉毛、鼻子分别是什么样的，鼻翼和眉的关系又是什么样的……它们之间有四五百种组合方式，不同的组合方式就会反映出不同的表情。如果你按照这样去画，就能画出一个人受惊吓后尴尬的表情。因此，他说："人的微表情是从原始慢慢过渡过来的，有一部美剧叫《Lie To Me》（《别对我说谎》），它的片头就把撒谎的猩猩和克林顿在国会上作证的表情放在了一起。"

实际上，我感觉少师是在跟黄帝讲，每个人的心中都有这样的状态，每个人的气血中也有这样的状态，并且这种状态会反映在他的微表情和形态上面，是"清然"或是"窃然"。

内心中有某种恐惧的人，他的眼神是斜视的。

每个人的心中都有这样的状态，每个人的气血中也有这样的状态，并且这种状态会反映在他的微表情和形态上面，是"清然"或是"窃然"。

4. "太阳之人，其状轩轩储储，反身折腘，此太阳之人也"

太阳之人，永远不会悲观

梁冬：接下来是"太阳之人，其状轩轩储储，反身折腘，此太阳之人也"。

徐文兵："轩轩"指的是巍峨挺拔的样子，"轩"本身指车上面的轿子，例如"小轩窗，正梳妆"。"储储"指的是类似于大腹便便的状态。我个人认为，这种人是一种不倒翁的状态——圆圆乎乎的，里面有很多内容，但他不会给人一种压迫感，而是给人一种可爱感，这叫"轩轩储储"。

梁冬：为什么叫"反身折腘"？

徐文兵：我们正常人不是站着，就是挺着，而这种人是仰着，就像李白写的"仰天大笑出门去，我辈岂是蓬蒿人"的这种状态。也就是说，太阳之人永远不会悲观。杜甫整天发愁，忧国忧民，其实，他就是消化不好。

我们听相声时，经常看见相声演员扇扇子。扇扇子有一个特点——文胸武肚，意思是文人在胸前扇扇子，比如高晓松；而武将扇的是肚子。武将挺着肚子扇扇子的状态，就是"轩轩储储，反身折腘"；如果一个猥琐的、没考上秀才的文人扇扇子，就是少阴之人的状态。

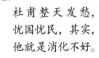

这种人是一种不倒翁的状态——圆圆乎乎的，里面有很多内容，但他不会给人一种压迫感，而是给人一种可爱感，这叫"轩轩储储"。

杜甫整天发愁，忧国忧民，其实，他就是消化不好。

梁冬：我们可以先把人分成阴、阳，然后在阴、阳中看，这个人是太阴还是少阴，是太阳还是少阳；如果都不是，那就是阴阳平衡；如果不是阴阳平衡，那就是太阴兼太阳之人，或少阴兼太阳之人。

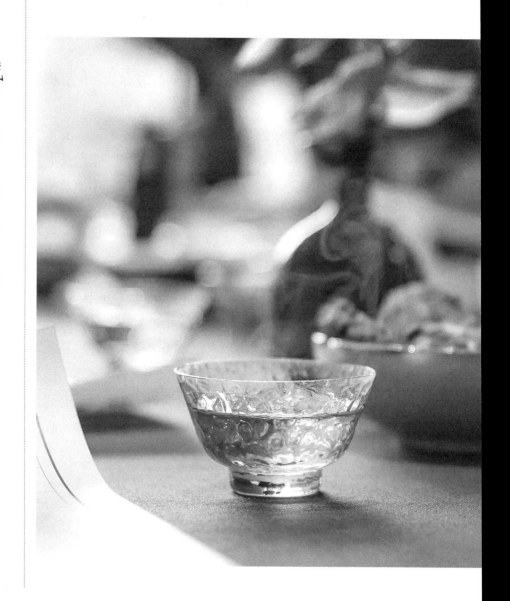

我们可以先把人分成阴、阳，然后在阴、阳中看，这个人是太阴还是少阴，是太阳还是少阳；如果都不是，那就是阴阳平衡；如果不是阴阳平衡，那就是太阴兼太阳之人，或少阴兼太阳之人。

5. "少阳之人，其状立则好仰，行则好摇，其两臂两肘则常出于背，此少阳之人也"

少阳之人走路会晃胳膊，走路时的姿态就像喝醉了酒一样

梁冬："少阳之人，其状立则好仰，行则好摇，其两臂两肘则常出于背，此少阳之人也。"

徐文兵：少阳之人与太阳之人有一个共同的特点，就是仰，但少阳之人还有一个特点——摇。我们经常说一个人招摇过市，意思就是摇着膀子走路。模特也是摇着走路，为什么？就是为了招摇过市，为了吸引你的目光。如果模特走路的姿势跟正常人一样，那我就没有理由在人海中看她一眼。

正常人走路是左右脚分开的，而少阳之人走路是左右脚交叉的，他的左脚压着右脚，两只脚都踩一条中线。这就跟美国测酒驾一样，让你走一条直线。这种人的特点是摇。如果他再文着身，戴着大金链子，他就是要找碴儿、打架了。少阳之人还有一个特点，就是挑事儿，挑别人的刺。

这种人走路还有一个特点，就是晃胳膊。我们正常走路是前后摆手，而少阳之人走路是左右摆，然后他就出现一种状态——"两臂两肘则常出于背"。正常人的胳膊、肘是在背的活动范围内活动，但少阳之人的胳膊、肘是左右活动的。所以，少阳之人表现出的是左右摇摆，他走路时的姿态就像

少阳之人与太阳之人有一个共同的特点，就是仰，但少阳之人还有一个特点——摇。

正常人走路是左右脚分开的，而少阳之人走路是左右脚交叉的，他的左脚压着右脚，两只脚都踩一条中线。

这种人走路还有一个特点，就是晃胳膊。

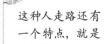

237

喝醉了酒一样。

我们返回来说一下站桩的姿势，站桩的姿势完全跟这些偏激、极端的姿势相反。

第一，站桩的人挺得不像一根棍。我问过站桩老师："士兵保持军姿站两个小时，对他的身体有没有好处？"老师说："战士是要打仗的，是要挺身而出的，是随时准备奉献自己的生命的。这个姿势不是为了养生的，而且是完全和站桩相反的。"

第二，他的腘窝是弯的，他不会仰。

第三，他是含胸的，而不是挺胸的。"胸藏而避"，他是往回的，大家总觉得这就是窝着，其实不是的。因为他在胸藏的时候，肩胛骨是挺的，而且两个肩胛骨是浑圆的，覆盖上背的。

第四，他的下颌是收的，不是仰的。

有些人说站桩出现自发动功，是因为他在病好以后，站在那里就定了。因此，后来我发现站桩完全是一种行为矫正，比如，太阳之人站桩，我给他纠正姿势，他就会改变；太阴之人站桩，我给他纠正姿势，他也会改变。当他们的姿势、形态恢复正常后，会带动内在的东西发生改变，因此，站桩是可以改变人性的。

梁冬：我们的情绪模式和意识形态间，可能彼此存在着比我们想象中更多的紧密联系，甚至很难真正分清楚。所以，有这样的心智模式和气血流动状态的人，他就会有这样的外在表达形式。

（侧栏）
第一，站桩的人挺得不像一根棍。

第二，他的腘窝是弯的，他不会仰。

第三，他是含胸的，而不是挺胸的。

第四，他的下颌是收的，不是仰的。

6. "阴阳和平之人，其状委委然，随随然，颙颙然，愉愉然，暶暶然，豆豆然，众人皆曰君子，此阴阳和平之人也"

阴阳和平之人既能讲究，又能将就

梁冬："阴阳和平之人，其状委委然，随随然，颙（yóng）颙然，愉愉然，暶（xuán）暶然，豆豆然。"

徐文兵：前面四种人不是躁，就是动或挺，他们缺乏一种中间的状态，阴阳和平之人不是病态的，而是一种柔和的状态，柔而不弱。

因此，这种人的第一种表现是"委委然"，就是我们前面说的婉然从物的状态，也就是委曲求全，但他不是真的委曲求全，而是一种随遇而安的状态。"委委然"就是圆、润，是一种没有棱角、没有刺激、没有刺痛的感觉。比如，端庄就不是"委委然"，因为你还端着、庄着。而且中国人有一个特点是溜肩，我们穿西服不好看，需要垫肩。其实，这是一种放松的状态。

我们说过，练功就像纱衣挂在树上或柱子上的状态，是一种特别放松的状态，而且是一种柔和的状态，叫"委委然"。他像水一样，你把水倒进碗里，它就是碗里的样子；你把水倒进杯子里，它就是杯子里的样子，这是一种委身下嫁、委曲求全的状态。

中国人有一个特点是溜肩，我们穿西服不好看，需要垫肩。其实，这是一种放松的状态。

练功就像纱衣挂在树上或柱子上的状态，是一种特别放松的状态，而且是一种柔和的状态，叫"委委然"。

接着就是"随随然","随"的意思不是阻,"随"的反义词是"阻"。也就是说,这种人从来不喧宾夺主,从来不坐 C 位或成为焦点。比如,你问他:"吃点儿什么呀?"他说:"随您。"你问他:"喝白的还是红的?"他说:"随您。"他的意思是,我什么都能喝,什么都能吃,但也不是没立场。

梁冬:在这种人的世界中,他知道什么是一百分,但他对不到一百分的东西无所谓,也就是说,他认为五十分和九十分没有区别。

徐文兵:我认为这种人既能讲究,又能将就。举个反例,我吃素,那我就不能放鸡精、味精;我们老师说了,春天不能吃水果,这叫"不随"。你在家里可以这样做,但出去后不能这样做,因为这样会让别人讨厌你。有些人学中医的目的,不是为了养生,而是为了争夺家里的领导权、控制权和话语权。

梁冬:"随随然"之后是"颙颙然"。

徐文兵:"颙"的本意是温和、肃静,也就是说,这种人不闹,也不刷存在感,即便他不坐 C 位,也不闹,别人都能感到他的气场和庄严,这就是"颙颙然"。

我以前说过,气场强大的人不靠裸露身体来展现自己,反而包裹得很严,但不管他包裹得多严,你都能从他的一个眼神或不经意的一句话,感觉到他的能量。这种人就是霸气侧漏。

梁冬:接下来是"愉愉然"。

徐文兵:我们以前讲过"以恬愉为务,以自得为功",意思就是自得。这种人自己待着就很舒服,他不需要通过吃喝或做其他事,来让自己舒服。

梁冬:"暶暶然"是什么意思呢?

（旁注：我认为这种人既能讲究,又能将就。）

（旁注：气场强大的人不靠裸露身体来展现自己,反而包裹得很严,但不管他包裹得多严,你都能从他的一个眼神或不经意的一句话,感觉到他的能量。）

徐文兵：阴阳和平之人有一个特点，他的眼睛是亮的。最早人们说周总理目光炯炯，我告诉你，周总理是练形意拳的。

《世说新语》中将一个人的眼睛亮，描述为如岩石下的闪电，为什么这么描述呢？因为他的眼睛首先是亮的，其次他的眼睛上面有眉骨。如果一个人的眉骨很低，他很难有这种感觉。

现在，很多人的眼神是散乱的、空洞的、污浊的，而且他们的眼神还是躲闪的，很多人不敢跟我对眼神，他们的眼神是有问题的。眼睛是心灵的窗户，阴阳和平之人最大的特点，就是眼睛亮。有的人为了约会，就往眼睛里滴眼药水，把瞳孔放大，从而让自己显得可爱。其实，这是病态的。修行的人和安静的人，他们的眼睛不管是大还是小，都是亮的，这叫"暶暶然"，目光如电。

梁冬：什么叫"豆豆然"呢？

徐文兵："豆"是古代的一种礼器，"豆"字的简体、繁体是一样的，上面都有一个大脑袋，下面是一个长脖颈，有点儿像高脚杯。

"豆豆然"给人一种婴儿般的感觉，婴儿的身材比例没长开，因此，他的头和眼睛都大，但他的身子特别小，显得很可爱。婴儿除了可爱外，还不会给你带来任何侵略感，会给你充分施展爱的机会。大家都喜欢这种憨憨的形象，比如狗熊、熊猫，而獐头鼠目就让人很讨厌。

"豆豆然"的人不是獐头鼠目，而是憨态可掬，永远是一种可爱的形象，让人愿意亲近，但又不失庄重，因为前面有"颛颛然"。

梁冬：接下来是"众人皆曰君子，此阴阳和平之人也"。

阴阳和平之人有一个特点，他的眼睛是亮的。

婴儿除了可爱外，还不会给你带来任何侵略感，会给你充分施展爱的机会。

徐文兵：我们道家很少从道德品质上去划分人的好坏，把人分为君子和小人，我们只是在身心健康的状态上，说这是一个君子。因此，我们要做一个"六然"居士。自然的意思是，自己就是这个样子的，老天制造你是有道理的，即便你长得再变态、再奇异，你也是有特殊使命的。

我们道家很少从道德品质上去划分人的好坏，把人分为君子和小人，我们只是在身心健康的状态上，说这是一个君子。

自己就是这个样子的，老天制造你是有道理的，即便你长得再变态、再奇异，你也是有特殊使命的。

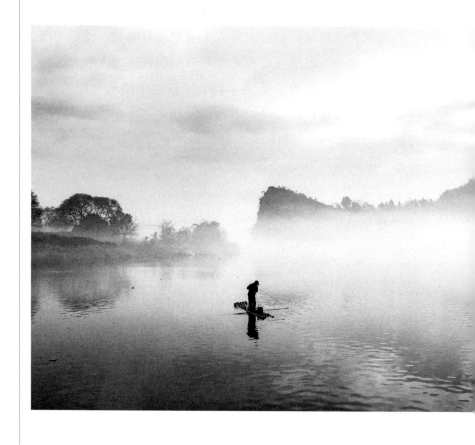

7. 很多人并不是死在病毒、细菌上，而是死在人际关系上

梁冬：学完《黄帝内经·灵枢·通天》后，我汇报一下自己的感受。在《庄子》《心经》中也有类似的情形，《庄子·内篇》中有《大宗师》《德充符》；宗萨蒋扬钦哲仁波切说："其实，《心经》的前面有句话，舍利子问释迦牟尼佛：'请问修行的人长什么样？'但后来翻译的人没有把这句话翻译过来，只说了'色即是空，空即是色'。"

其实，整篇文章及佛经都在试图指向一件事，即理想中的人的样子，或身心健康的人的样子。

阴阳和平的人是什么样的？用《黄帝内经》的话来说，君子是阴阳和平的。每种学说多少都有一个自己认为比较良好的标准。我们立这个标准的原因，大部分在于你的心中没有一个方向，就不知道努力的角度，就像没有方向的船。

我们在听完太阳、少阳、少阴、太阴后，不要沮丧，因为我们每个人都有可能成为阴阳和平之人，这也是我们在读完这篇文章后，应该升起的一种觉察。虽然你可能一辈子都达不到，但你可以永远朝这个方向努力，朝这六个"然"努力。

徐文兵：我总结一下，中医讲究望闻问切，这不是从号脉、摸肚子才开始的，而是从病人一进门就开始了，比如，观察他的气色、颜色、形状以及走路的姿势……对医生来讲，

> 中医讲究望闻问切，这不是从号脉、摸肚子才开始的，而是从病人一进门就开始了，比如，观察他的气色、颜色、形状以及走路的姿势……

当我们把这套程序熟悉了以后，它就浸透在我们的生活里，成为一种自然的反应。

在平时相处的时候，我们既然不得不跟人打交道，那我们必须加强了解别人的训练。而这个训练的前提是，你要有自知之明，你了解自己是谁，然后知己知彼，了解别人。

我们不能说这篇文章有多么正确，但至少给你提供了一个角度，也就是从中医或道家的角度去观察、了解人，并且帮你结合其他信息，做出一个判断。

这有利于你在跟别人交往的过程中，不受伤害、少受伤害，或取得一种共赢。我觉得很多人并不是死在病毒、细菌上，而是死在人际关系上，人际关系给人的身心造成的伤害是致命的。

我们先讲了天，后讲了地，现在开始讲人，其实，讲的就是一种自处和跟别人相处的基本指导原则。

梁冬：当我们知道这个世界上，有这么多种人的时候，你至少对别人的种种变态，心生了一种了然。当我们心态了然的时候，就会由一种愤怒转化为一种同情。当你有一种看见别人糟糕，联想到我们在别人的眼中可能也很糟糕的可能性，你就会"人不知，而不愠，不亦君子乎"。

我觉得我们的运气很好，可以在这个时代一起研磨这些经典，并且对照自己的日常行为。其实，这也不失为一种修行的好法门。

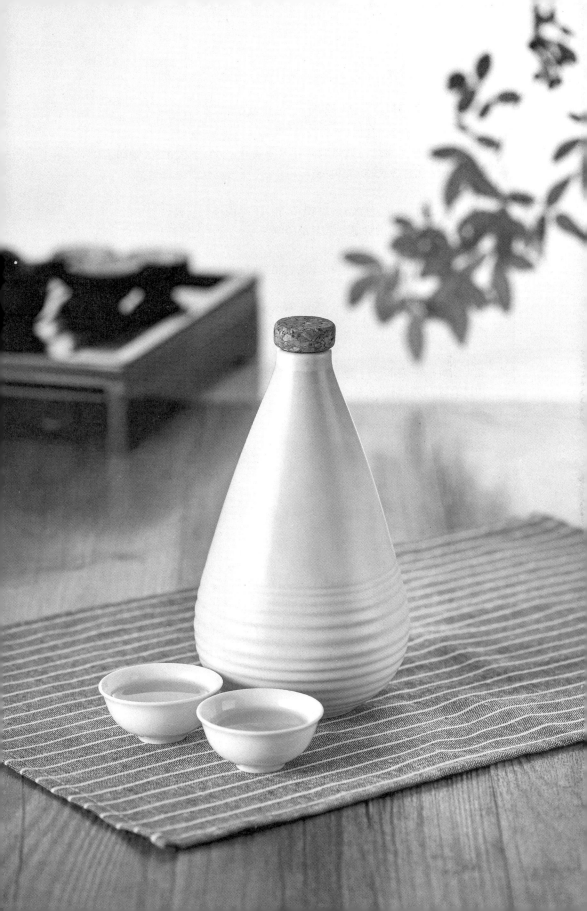

图书在版编目（CIP）数据

徐文兵、梁冬对话《黄帝内经·灵枢·通天》/ 徐
文兵，梁冬著 . -- 南昌：江西科学技术出版社，2021.2（2023.5 重印）
ISBN 978-7-5390-7594-5

Ⅰ.①徐… Ⅱ.①徐… ②梁… Ⅲ.①《内经》- 养
生（中医）- 通俗读物 Ⅳ.① R221-49

中国版本图书馆 CIP 数据核字 (2020) 第 217761 号

国际互联网（Internet）地址：http://www.jxkjcbs.com
选题序号：ZK2020139　　图书代码：B20362-103

监　　制 / 黄　利　万　夏
项目策划 / 设计制作 / 紫图图书ZITO®
责任编辑 / 魏栋伟
特约编辑 / 马　松　谭希彤
营销支持 / 曹莉丽

徐文兵、梁冬对话《黄帝内经·灵枢·通天》　　　徐文兵、梁冬 / 著

出版发行　江西科学技术出版社
社　　址　南昌市蓼洲街 2 号附 1 号　　邮编 330009
　　　　　电话：(0791) 86623491　86639342（传真）
印　　刷　天津中印联印务有限公司
经　　销　各地新华书店
开　　本　710 毫米 ×1000 毫米　1/16
印　　张　17
字　　数　220 千字
印　　数　26001-31000 册
版　　次　2021 年 2 月第 1 版　2023 年 5 月第 3 次印刷
书　　号　ISBN 978-7-5390-7594-5
定　　价　89.90 元